T0197280

Eine Anleitung zum Glücklichsein

Ihr Bonus als Käufer dieses Buches

Als Käufer dieses Buches können Sie kostenlos unsere Flashcard-App „SN Flashcards"
mit Fragen zur Wissensüberprüfung und zum Lernen von Buchinhalten nutzen.
Für die Nutzung folgen Sie bitte den folgenden Anweisungen:

1. Gehen Sie auf **https://flashcards.springernature.com/login**
2. Erstellen Sie ein Benutzerkonto, indem Sie Ihre Mailadresse
   angeben, ein Passwort vergeben und den Coupon-Code einfügen.

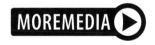

Ihr persönlicher „SN Flashcards"-App Code   7E40B-DC93E-B8858-D8FE1-E87D3

Sollte der Code fehlen oder nicht funktionieren, senden Sie uns bitte eine E-Mail mit dem
Betreff **„SN Flashcards"** und dem Buchtitel an **customerservice@springernature.com.**

Alexander Hüttner
Caroline Hübner

Eine Anleitung zum Glücklichsein

80 anregende Impulse
zur psychischen Gesundheit

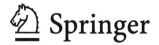

Alexander Hüttner
Marburg, Deutschland

Caroline Hübner
Freiburg im Breisgau, Deutschland

ISBN 978-3-662-64246-7   ISBN 978-3-662-64247-4   (eBook)
https://doi.org/10.1007/978-3-662-64247-4

Die Deutsche Nationalbibliothek verzeichnet diese Publikation in der Deutschen National bibliografie; detaillierte bibliografische Daten sind im Internet über http://dnb.d-nb.de abrufbar.

Einbandabbildung: © Kattrin Luchs, aus der Serie „Vertiefungen", 2019

Lektorat/Planung: Heiko Sawczuk

Springer ist ein Imprint der eingetragenen Gesellschaft Springer-Verlag GmbH, DE und ist ein Teil von Springer Nature.
Die Anschrift der Gesellschaft ist: Heidelberger Platz 3, 14197 Berlin, Germany

Vorwort

Liebe Leserin, lieber Leser,

im nachfolgenden Werk findest Du 80 Stichworte aus dem Themengebiet der psychischen Gesundheit, aufgeteilt in folgende neun Kapitel: Gefühle, Hindernisse, Kommunikation, Kontakt, Körper, psychische Gesundheit, Ressourcen, Selbst und Verstand.

Jedes Stichwort besteht aus kurz dargestellten wissenschaftlichen Erkenntnissen in Form einer eher theoretischen Definition sowie lebensnahen hilfreichen Tipps, Tricks und Kniffen aus der Praxis, aber auch kritischen Anregungen und Fragen aus unserem eigenen Erfahrungsschatz. Abschließend findest Du eine Box mit weiterführenden Denkanstößen und Metaphern sowie vertiefenden Übungen.

Dieses Buch unterscheidet sich vielleicht etwas von den üblichen Klassikern in Deinem Bücherregal, denn es soll zum Nachdenken, Mitmachen, Ausprobieren, Verwerfen und Wieder-von-vorn-Beginnen einladen: Markiere, was Du als besonders wichtig erachtest. Streiche, womit Du nichts anfangen kannst. Notiere Deine Erlebnisse und Erkenntnisse während und nach den Übungen. Denke Punkte weiter oder halte fest, was Du dazu bereits gelesen, gehört oder gefühlt hast. Wir als Autor und Autorin wollen mit diesem Buch keine Welt für Dich kreieren, sondern mit Dir Deine ganz persönliche gestalten. Dabei ist es Dir überlassen, ob Du das Buch von vorne nach hinten lesen möchtest, zufällig blätterst und schmökerst oder ganz gezielt nach Begriffen suchst. Wenn Du auf der Suche nach einem bestimmten Stichwort bist, kannst Du dieses ganz einfach im Stichwortverzeichnis am Ende des Buches nachschlagen.

In diesem Werk wird häufig von „ich", „Du" oder „wir" gesprochen. Vielleicht fragst Du Dich dabei: Wer ist damit genau gemeint? Das „ich" steht entweder für den Autor Alexander Hüttner oder die Autorin Caroline Hübner. Aus Gründen der Anonymität (oder Faulheit) wird das nicht näher ausgeführt. Entscheide also selbst – Deiner Fantasie sind dabei keine Grenzen gesetzt. Mit „Du" bist Du, liebe Leserin, lieber Leser, angesprochen. Wenn Dir das nicht distanziert genug ist, forme daraus klammheimlich ein „Sie". Hingegen steht das „wir" für viele Menschen. Damit ist die Allgemeinheit, die Gesellschaft (in unserer westlichen Welt) gemeint.

Die Auffassungen, die ich und ich vertreten, spiegeln lediglich ein Bild von der Welt wider, wie ich und ich es gewonnen haben. Mit unserer Meinung verhält es sich so wie mit unseren Nachnamen: Sie sind sich sehr ähnlich, jedoch keinesfalls in allen Punkten gleich. Ich habe manchmal eine andere Meinung als ich, aber unter zwei Psychologen ist das völlig normal (wenngleich das hier etwas gruselig klingen mag). Was Dir davon gefällt, kannst Du gerne als Anregung betrachten und manche Tipps in Deinen Alltag integrieren. Wenn Du aber keinerlei Freude an dem Werk hast, hoffe ich, Du hast den Kassenzettel noch aufgehoben.

Ehe Du Deiner Vorfreude freien Lauf lässt und direkt zu lesen beginnst, möchten ich und ich noch eine Warnung aussprechen: Das ist ein ernstes Werk, in welchem sensible Inhalte thematisiert und auch heikle Begriffe unter die Lupe genommen werden. Genau deshalb darf Humor nicht fehlen. (Wenn Du das nicht verstehst, dann Pfoten weg vom Stichwort „Innerer Schweinehund").

Unser Dank für die liebevolle und wertschätzende Unterstützung gilt im Besonderen Rebekka Renken, Kattrin Luchs, Heiner Kaut, Jessica Mascher, Jennifer Sander, Santina Boch, Jessica Schneefeld, Iris Koch und Ursula Antonia Schulze-Oechtering. Zudem bedanken wir uns bei Heiko Sawczuk und Angelika Schulz.

Alexander Hüttner und Caroline Hübner[1]

Alexander Hüttner
Caroline Hübner

---

[1] Aus Gründen der besseren Lesbarkeit wird im Folgenden meist auf die gleichzeitige Verwendung weiblicher und männlicher Sprachformen verzichtet und mal das generische Maskulinum, mal eine weibliche Form verwendet. Sämtliche Personenbezeichnungen gelten gleichermaßen für alle Geschlechter.

.

Inhaltsverzeichnis

1

Gefühle

„Und was dein erstes Gefühl dir antwortet, das tue." (Heinrich von Kleist, o.J.)

1.1 Einleitung

Natürlich wünschen wir uns alle, glücklich zu sein. Wenn wir aber von Glück sprechen, ist damit das Glücksgefühl gemeint. Wer nach dem kleinen oder großen Glück sucht, kommt deshalb um die Gefühle nicht umhin.

Oftmals versperren Trauer, Wut oder Eifersucht den Weg zum Glück. Wo rühren diese Empfindungen tatsächlich her? Und wie können diese Blockaden sinnvoll gelöst werden?

Erfahre in diesem Kapitel, was Du bislang nicht über Dein Gefühlsleben wusstest. Begib Dich auf die wilde Achterbahnfahrt der Gefühle und entdecke während der Höhenflüge und Talfahrten die Antworten auf Deine offenen Fragen. Doch vergiss dabei die Liebe nicht.

© Der/die Autor(en), exklusiv lizenziert durch Springer-Verlag GmbH, DE, ein Teil von Springer Nature 2022
A. Hüttner, C. Hübner, *Eine Anleitung zum Glücklichsein*,
https://doi.org/10.1007/978-3-662-64247-4_1

1.2   Gefühle

Himmelhoch jauchzend, zu Tode betrübt, überschäumend vor Wut – ein Wechselspiel emotionaler Facetten. Eine wichtige Komponente dieser Emotionen stellt das Gefühl dar. Während Emotionen zumeist schwer steuerbar sind, sich auf ein konkretes Objekt oder Ereignis beziehen und nur kurz andauern (Bak, 2019), zeigen sich Gefühle als die subjektive Erlebnisqualität einer Emotion. Sie beruhen auf der persönlichen Wahrnehmung. Deshalb sind sie individuell sehr verschieden und weder mess- noch vergleichbar (Wirtz, 2019). Einfluss auf unsere Gefühlswelt können wir vor allem dadurch nehmen, dass wir Situationen aufsuchen, die uns ein Wohlgefühl vermitteln oder unsere Einstellungen und Bewertungen bezüglich bestimmter Gefühle verändern (Barnow, 2015).

– Gefühle lassen aus Maschinen Menschen werden und erfüllen Dich deshalb mit Leben. Sie können sich ganz unterschiedlich anfühlen. Manche wirst Du mögen und immer wieder gern erleben; andere kommen Dir vielleicht eher lästig vor.
– Im Leben kommt es auf unsere Gefühle an, weniger auf den Verstand: Jedes Problem des Verstandes spiegelt sich in der Gefühlswelt wider. Beispielsweise haben finanzielle Sorgen etwas mit Existenzängsten zu tun, das ständige Gedankenkreisen um die Beziehung mit Angst vor einem Verlust.
– Lebe Deine Gefühle aus, ansonsten können sie Dich eines Tages unerwartet einholen. Suche Dir Deinen Weg, um Deinen Gefühlen Ausdruck zu verleihen: Wenn Du

traurig bist, versuche zu weinen. Wenn Du Angst hast, möchtest Du vielleicht Schutz aufsuchen. Wenn Du wütend bist, dann schreie in ein Kissen und schlage auf Deine Matratze. Sie kann das ab.

— Setze Dich auch mit den unangenehmen Gefühlen auseinander. Verdränge sie nicht, denn so setzen sie sich über die Zeit hinweg und kehren meist von allein zurück. Werde Dir bewusst, dass Zeit allein keine Wunden heilt: Wie lange etwas her ist, ist deshalb nicht unbedingt von Bedeutung.

— Oft verbietet es uns jedoch der soziale Rahmen, unsere Gefühle auszuleben. Das ängstliche Zittern während eines wichtigen Meetings, die Tränen im Großraumbüro oder auch der Wutanfall an der Supermarktkasse entsprechen nicht den gesellschaftlichen Konventionen und sind deshalb nicht gern gesehen. Dennoch mögen uns diese emotionalen Impulse nicht unbekannt sein. Nach Situationen, in denen wir nicht die Möglichkeit haben, unseren Gefühlen nachzukommen, ist es deshalb wichtig, sich einen passenden Kontext zu suchen, in dem wir uns unseren Gefühlen hingeben.

Handschrift der Angst

Gib Deinen Gefühlen den Raum, den sie brauchen. Hast Du beispielsweise wiederkehrende starke Ängste? Dann kannst Du Dich mit ihnen auseinandersetzen, indem Du über sie schreibst. Es kann sogar hilfreich sein, wenn Du Dich während dieses Schreibprozesses zusätzlich noch in Deine Ängste hineinsteigerst. Beschönige nicht, dramatisiere eher. In einem zweiten Schritt solltest Du alles streichen, was das Gefühl erklärt, entschuldigt, beschwichtigt oder abwertet. Denn in Deinen Zeilen soll das reine Gefühl übrig bleiben.

1.3   Angst

Angst ist eine evolutionsbiologisch äußert nützliche Reaktion des Körpers auf verschiedene Umweltreize und beschreibt einen uns allen bekannten emotionalen Zustand (Baer & Frick-Baer, 2009). Wir erleben Angst auf drei Ebenen: Sie wird begleitet von bestimmten Gedanken und Gefühlen und äußert sich in Form spezifischer körperlicher Reaktionen. Als ein alarmierendes Signal sorgt sie für erhöhte Wachsamkeit, Konzentration und Zielsicherheit (Schmidt-Traub, 2016). Abzugrenzen ist das natürliche Angstgefühl jedoch von der pathologisch auftretenden Angststörung, die uns daran hindern kann, die Herausforderungen des alltäglichen Lebens zu meistern (Wirtz, 2019).

— Angst kann hilfreich sein. Sie ist ein Urinstinkt, der Dich beschützen und Dein Überleben sichern möchte. Außerdem hat sie eine Warnfunktion. Wovor wir uns fürchten, ist von unseren Erfahrungen geprägt. Eigentlich ist das ein kluger Mechanismus, um weiteren Gefahren oder Verletzungen zu entrinnen.

— Angst kann durch das Ungleichgewicht äußerer und innerer Umstände entstehen. Ändern sich die äußeren Umstände, die inneren aber nicht, passiert Folgendes: Nehmen wir an, Du ziehst aus einer kleinen 1,5-Zimmer-Wohnung in ein schönes, neues Haus, doch innerlich fühlst Du Dich nicht wie ein rechtmäßiger Hausbesitzer. Angst, beispielsweise vor Einbrechern, könnte eine Folge dieses Ungleichgewichts sein. Sie sorgt dafür, dass Du den neuen, angenehmen äußeren Umstand, nämlich das Leben in einem schönen Haus, nicht genießen kannst. Verbessere Dein inneres Erleben, spüre die Stärke und den Reichtum in Dir, um die Angst aufzulösen.

— Angst und Schwäche: Wusstest Du, dass Dein Körper mit Dir spricht? Dann weißt Du es jetzt. Das Gefühl von Angst hängt eng mit empfundener Schwäche zusammen. Dein Körper nutzt die Angst, um Dir zu sagen, dass es Bereiche gibt, in denen Du Dich schwach fühlst. Bei einer Prüfungsangst ist nicht die Prüfung das Problem, sondern es sind beispielsweise die familiären Konflikte. Die Angst in engen Räumen kann ein Hinweis darauf sein, dass Menschen Dich im übertragenen Sinne einschnüren. Überlege selbst, wer oder was Dich in Deinem Umfeld schwächt.

— Angst kann uns blockieren und den Alltag erschweren. Manchmal hilft ein Ausblick in eine weniger ängstliche Zukunft, die uns Mut schenken kann. Frage Dich hierzu: Was würdest Du tun, wenn Du keine Angst hättest?

— Wichtig ist jedoch die Balance: Nimm Deine Ängste wahr und nimm sie ernst. Wäge ab, ob Du Dich der Situation wirklich stellen möchtest und ob Du bereit bist, eine neue Erfahrung zu sammeln. Und wenn Du es nicht bist, dann nimm auch das an. Es ist in Ordnung, sich etwas nicht zu trauen.

Die Befürchtung, sich zu fürchten

Für viele Menschen, die Angst verspüren, ist dies ein unangenehmes Gefühl: Das Herz klopft wild, die Hände schwitzen und der Atem stockt. In diesen Situationen ist man nicht mehr Herr seiner Sinne und fühlt sich unwohl. Aus diesem Grund wünscht man sich, solch eine Erfahrung nicht noch einmal zu machen. Doch genau an dieser Stelle schleicht sich die Angst vor der Angst ein. Befürchtest Du schon, ängstlich zu sein, bevor Du die Situation überhaupt erlebst, leiten Dich Deine Befürchtungen hin zu Vermeidung und Panik.

1.4 Wut

Wut beschreibt das Gefühl intensiven Ärgers (Wirtz, 2019), welches den inneren Frieden und die zwischenmenschliche Harmonie bedrohen kann. Dieser „unbeherrschte Gefühls- ausbruch" (Dudenredaktion, 2020) entsteht durch eine ex- plosive Mischung: Hierbei kommen ein situativer Auslöser und eine tieferliegende Ursache, welche als Verstärker agiert, zusammen (Burghardt, 2014). Im Rahmen des Sozialisierungsprozesses lernen wir, angemessene und un- angemessene Reaktionen zu unterscheiden und für unsere Umwelt unbequeme Gefühle – wie beispielsweise Wutaus- brüche – zu unterdrücken (Wirtz, 2019).

– Die Gesellschaft suggeriert uns: Wut hat ungewollte Fol- gen! Verständlicherweise haben deshalb einige Menschen große Angst davor, wütend zu sein. Die Gründe hierfür sind unterschiedlicher Natur: Während einige die Sorge haben, die Kontrolle über sich und ihr Handeln zu ver- lieren, fürchten andere eher die Zurückweisung durch ihre Mitmenschen.
– Wut erzeugt Energie. Unterdrücken wir diese energeti- schen Impulse, verpuffen sie nicht einfach, sondern su- chen sich andere Wege. So kann diese Energie beispiels- weise das allgemeine Aggressionspotenzial erhöhen, indem wir „schnell von 0 auf 100" sind. Unausgelebte Wut verbleibt außerdem vorerst im Körper und kann sich dort in Form bestimmter Symptome wie beispiels- weise Bauchschmerzen zeigen.
– Schämen wir uns dafür, uns wütend zu zeigen, kann die Wut erstaunlich schnell ihre Richtung ändern und zum Selbstangriff genutzt werden. Gegen uns selbst gerichtete

Wut kann sich in Form von Abwertungen der eigenen Person bis hin zu selbstverletzendem Verhalten zeigen. Energie kann nicht verpuffen, sie kann nur andere Formen annehmen. Wähle eine Form, die Dir dienlich scheint.

– Wut zeigt sich in bestimmten Körperregionen. Bringt uns etwas so richtig auf die Palme, kann sich die Herzfrequenz erhöhen, der Atem beschleunigen, die Stirn in Falten legen, die Fäuste ballen oder die Bauchgegend verkrampfen. Wir erleben Wut an vielen verschiedenen Orten in unserem Körper. Wie macht sich Deine Wut bemerkbar? Wo spürst Du sie?

– Auf den Spuren der Wut: Ebenso wie die wunden Punkte gibt es auch „Wut-Punkte" in uns. Es kann spannend sein, Dir auf die Schliche zu kommen und herauszufinden, was Dich rasend vor Wut macht. Schaust Du Dir diese Situationen genauer an, wirst Du auch die zugrunde liegenden Glaubenssätze und Ursachen erkennen können.

– Übung „Nur Mut zur Wut": Es ist vollkommen in Ordnung, wütend zu sein. Spürst Du Wut, sollte diese Energie Entfaltung finden. Denke dabei an den Umstand, der Dich wütend macht und lass Dich tief in dieses Gefühl hineinfallen. Nutze dabei verschiedene Möglichkeiten als Wut-Ventil: 1. Nimm ein mittelgroßes Handtuch, tunke es in Wasser und wringe es mehrfach aus. 2. Schreie (laut oder stumm), bis der Kopf rot anläuft, beispielsweise im Auto oder im Wald. 3. Schlage in ein Kissen, eine Matratze oder ein Polster. 4. Gehe Holz hacken oder grabe den Garten um. Wie fühlt es sich jetzt an? Spürst Du eine innere Erleichterung?

Der Kampf gegen das eigene Gefühl

In unserer westlichen Welt wird dem Verstand eine sehr hohe Bedeutung beigemessen. Das Gefühl findet nur wenig Daseinsberechtigung. Doch aufgrund des ständigen inneren Kampfes verlieren wir viele Kräfte.

So ist Stress kein eigenständiges Gefühl. Es ist vielmehr der Kampf *gegen* dieses. Indem wir beispielsweise unsere Wut unterdrücken, löst das Unruhe in uns aus und wir fühlen uns gestresst. Nicht der Stress ist unser Problem, sondern das Ankämpfen gegen unser Gefühl, in diesem Falle die Wut: Wenn wir ganz im Gefühl sind, in diesem Falle die Wut zulassen, empfinden und ausleben, löst sich die Unruhe. Schrei wie Tarzan in den Dschungel und spüre, wie Dich das nach und nach entspannt.

1.5   Trauer

Trauer beschreibt die natürliche Reaktion einer Person auf das Erleben eines Verlustes. Die Qualität und die Dauer der Trauerreaktion variieren dabei in Abhängigkeit von der jeweiligen Beziehungsintensität (Wirtz, 2019). Im Rahmen der Trauerarbeit gilt es, die innere und äußere Situation der trauernden Person einer neuen Realität anzupassen. Demnach ermöglicht Trauer nach einer inneren Reinigung, die mit den Tränen ihren Höhepunkt findet (Hüttner, 2019), zumeist auch einen Reifungsprozess (Bucay, 2015). Abzugrenzen davon ist die pathologische Trauerreaktion, die entweder verzögert beginnt, besonders intensiv auftritt oder auch chronisch verlaufen kann (Wirtz, 2019).

– Menschen, die trauern, haben unterschiedliche körperliche Empfindungen. Zu diesen zählen innere Unruhe,

Stiche in der Brust, Appetitlosigkeit oder auch das Gefühl, geschwächt zu sein. Außerdem kann Trauer mit einem Gefühl von Orientierungs- und Hilflosigkeit verbunden sein sowie mit verringerter Freude und dem Verlust bisheriger Interessen einhergehen.

— Wichtig ist es, Deine Trauer und den damit verbundenen Schmerz nicht zu verdrängen, denn sonst holt Dich dieser immer wieder unvorhergesehen ein.

— Im Bereich der Trauerarbeit gibt es zwei Schlüsselkomponenten: Akzeptanz und Veränderung. Versuche in einem ersten Schritt, das zu akzeptieren, was Dir widerfahren ist. Kämpfe nicht gegen die Realität an, sondern versuche sie zuzulassen, auch wenn es schwerfällt. Die Situation hat sich verändert, doch Deine Gefühle noch nicht.

— Trauer geht immerzu mit Veränderung einher. Dieser Wandel erzeugt Gefühle wie Angst, Wut und Schmerz. Lebe im nächsten Schritt Deine Gefühle aus, sie sind berechtigt. Sei schwach und weine, schreie und leide. Verbrauche alle greifbaren Taschentücher.

— Trauer ist oft mit der Schuldfrage verbunden: Hätte ich etwas anders machen können? Diese Form der Schuldzuweisung ist jedoch nur bedingt hilfreich. Natürlich ist es wichtig, sich mit dem eigenen Handlungsspielraum auseinanderzusetzen. Zumeist verhindert eine Schuldzuweisung jedoch die notwendige Akzeptanz und blockiert die vermeintlich schuldige Person, einen Abschluss mit dem Geschehenen zu finden.

— „Letztlich zählt nur, was wir wahrhaftig erlebt haben." Einer meiner Klienten äußerte einmal, dass seine Trauer die Folge von „verpasstem Leben" sei. Manche Menschen bedauern es, nicht das Leben gelebt zu haben, welches sie leben wollten. Frage Dich immer wieder: Gestaltest Du Dein Leben so, wie Du es Dir wünschst?

Phasen des Trauerns

Nach Verena Kast (2001) werden vier Phasen des Trauerns unterschieden: Die Phase des Nicht-wahrhaben-Wollens, die Phase der aufbrechenden Gefühle, die Phase des Suchens und Sich-Trennens und die Phase des neuen Selbst- und Weltbezugs. In der Phase des Nicht-wahrhaben-Wollens sind die Trauernden zumeist noch sehr ungläubig und können nicht annehmen, was geschehen ist. Sie befinden sich in einer Art „Trance", um sich vor dem Verlust und den damit verbundenen Gefühlen zu schützen. In der Phase der aufbrechenden Gefühle werden trauernde Personen von genau diesen Gefühlen sturzflutartig überfallen. An dieser Stelle beginnt der Prozess der emotionalen Auseinandersetzung, der in die Phase des Suchens und Sich-Trennens übergeht. In dieser Phase suchen die Trauernden einen Schuldigen, den sie für ihr Schicksal verantwortlich machen können. Entweder laden sie diese Schuld bei anderen ab oder sie quälen sich mit Selbstvorwürfen. In der Phase des neuen Selbst- und Weltbezugs begibt sich die trauernde Person nun auf die Suche nach neuen Zielen und Lebensperspektiven. Diese Suche nach Neuem löst allmählich die Trauer ab, indem vor allem in die Zukunft gedacht und geplant wird.

1.6   Glück

Tiefes Glück kommt einem Freudentaumel der Gefühle gleich und ist als eine Flut persönlicher Herzenswärme spürbar. Zudem geht es mit einer hohen Gegenwärtigkeit einher. Glücksempfindungen variieren je nach ihrem Auslöser und können damit ganz unterschiedlich erlebt werden. Sie können erregte und ruhige Zustände umfassen, im Kontakt mit anderen oder uns selbst entstehen, die Sinneswahrnehmungen schärfen und eine Achterbahn der körperlichen Empfindungen auslösen (Bucher, 2009). Das Gefühl, glücklich zu sein, fördert die Lebensenergie, das

Selbstvertrauen, das Entscheidungsverhalten und die Beziehungstiefe (Myers, 2014). Längerfristig andauerndes Glück geht in Zufriedenheit über (Bucher, 2009).

- Unser Glück liegt in unserer Hand: Wir sind jederzeit in der Lage, Glück zu empfinden. Indem wir es nicht länger an Bedingungen knüpfen, machen wir uns frei von allen Abhängigkeiten.
- Geld, Besitz oder andere Menschen können uns nicht (langfristig) glücklich machen. Es gibt nur einen Weg zum Glück: Dieser führt nach innen, zu einem selbst.
- Für viele Menschen ist ein erfülltes Leben mit dem Gefühl verbunden, glücklich zu sein. Deshalb setzen sie alle Hebel in Bewegung, um diesem Gefühl näherzukommen. Natürlich kann man dem Glück mit Feuereifer hinterherjagen, doch sobald wir nach ihm greifen, entwischt es uns. Glück ist kein dauerhafter Zustand, sondern eine willkommene Abwechslung. Es kann nicht festgehalten, aber in vollen Zügen genossen werden.
- Erst durch den Kontrast zum Unglücklichsein wird Glück für uns erlebbar: „Gäbe es keinen Salat, würden Pommes nicht schmecken", bringt es der Rapper Samy Deluxe gelungen auf den Punkt.
- „Sternstunden des Glücks": Heimlich, still und leise schlummert das Glück zumeist in jedem Deiner Tage. Um Dich Deinem Glück näher zu bringen, kann es hilfreich sein, Dein Leben genauer unter die Lupe zu nehmen. Nutze dazu die Zeit vor dem Zubettgehen, um den Tag noch einmal Revue passieren zu lassen. Werde still und lenke all Deine Aufmerksamkeit nach innen. Spüre das Glück in Dir. Lächle. Und nun frage Dich: Was ließ heute Dein Herz höherschlagen? Was stimmte Dich froh? Was ließ Ruhe einkehren? Wo waren sie, die klitzekleinen Glücksmomente des Tages?

Die Farbenpracht des Glücks

Das Glück zeigt sein schillerndes Gefieder in den unterschiedlichsten Farbnuancen. Würde ich meine Nachbarn, Freunde oder Kollegen befragen, wie sie Glück erleben, so bekäme ich mindestens genauso viele verschiedene Antworten darauf. Glücksgefühle sind individuell. Ich erlebe Glück oft als unbändigen Tatendrang, der mich an das Sprudeln von Zitronenlimonade erinnert. Einem Freund begegnet Glück als Entspannung in Form einer Tasse Kamillentee. Probiere es aus: Frage Dich, wie sich Dein Glück anfühlt und wie Du es spüren kannst. Und dann tritt hinaus in die Welt und erkunde all die Facetten des Glücks.

1.7   Eifersucht

Eifersucht zeigt sich als ein aversives Gefühl, welches sich besonders in intimen Beziehungen einstellt. Der Eifersüchtige erlebt ein bestehendes „Wir-System" durch eine außenstehende Person als gefährdet (Rogge, 2016). Dabei gilt es, zwischen reaktiver und präventiver Eifersucht zu differenzieren: Reaktive Eifersucht resultiert aus einem tatsächlichen Vertrauensbruch, während präventive Eifersucht bereits bei Frühwarnzeichen Alarm schlägt, um einen Vertrauensbruch vorsorglich zu verhindern (Wirtz, 2019). Oftmals gefährdet erst das Gefühl der Eifersucht eine Beziehung, indem es das Misstrauen nährt und Krisen schürt (Rogge, 2016).

– Wenn wir von Eifersucht sprechen, handelt es sich auf den ersten Blick tatsächlich um eine Sucht: Sind wir eifersüchtig, tritt unser unstillbares Bedürfnis nach Sicherheit und Kontrolle zutage. Wir wollen allerdings etwas kontrollieren, das für uns unkontrollierbar ist: in aller Regel eine nahestehende Person. Meist gehen wir davon aus, dass wir nur so das Gefühl der erlebten

Machtlosigkeit aufheben können. Dabei werden wir zum Glück enttäuscht: Wir haben nämlich keine Kontrolle über das Handeln anderer Menschen. Die Eifersucht ist deshalb ein großartiges Gefühl, um zu begreifen, dass wir keine Kontrolle über andere haben.

— Schauen wir genauer hin, verbergen sich hinter diesem Wunsch nach Kontrolle oftmals Sorgen oder Befürchtungen. Deshalb hat Deine Eifersucht meist nicht viel mit der nahestehenden Person und der Beziehung zu ihr zu tun, sondern mit Dir. Man sagt, eifersüchtig sind nur solche Menschen, die selbst untreu sind. Ganz so einfach ist es nicht: Es geht vielmehr um die eigenen damit verbundenen Ängste. Das Gefühl starker Eifersucht zeigt deutlich an, dass Du Dich in einigen Punkten schwach und dem Kontakt nicht gewachsen fühlst.

— Eifersucht bringt Dich Deinen Selbstwertkonflikten und Minderwertigkeitsgefühlen näher: Frage Dich, welche Ängste noch in Dir schlummern. Welche Erfahrungen hast Du in Deinem Leben gemacht, die Dich haben schwach und ängstlich werden lassen? Welche weiteren Gefühle werden durch die Eifersucht ausgelöst? Welche Gedanken beschäftigen Dich, wenn die Eifersucht präsent ist? Übernimm die volle Verantwortung für Dein Innenleben.

— Eifersucht als Liebesbeweis? Eifersucht als Beweis für die empfundene Liebe anzusehen, ist ein gewaltiger, wenn auch romantischer Trugschluss. Sie deutet eher auf eine Besitzhaltung hin, die einer partnerschaftlichen Übereinkunft die Freiheit raubt. Befürchtet beispielsweise ein Mann, seine Frau an einen anderen Mann zu verlieren, zeigt das nicht, wie sehr er sie liebt. Es vermittelt den Anspruch, sie gehöre ihm alleine, sie dürfe nicht gehen oder gar von jemandem weggenommen werden. Partnerschaft beruht jedoch auf der freien Entscheidung füreinander. Diese impliziert, den anderen gehen zu lassen, wenn er gehen möchte.

> **Beziehungskiller oder Rettungsanker**
>
> Wenngleich Eifersucht gemeinhin als Beziehungskiller gilt, kann sie auch ein Rettungsanker für Deine bestehende Partnerschaft sein. Hast Du das Gefühl, dass Dein Partner etwas mit einer anderen Person teilt, was Du Dir ebenfalls wünschst, eröffnet das die Möglichkeit zum Dialog und damit zur Beziehungspflege. Schaue deshalb genau hin: Was braucht Deine Beziehung, damit mehr Nähe entsteht? Was wünschst Du Dir? Warum sucht sich Dein Partner etwas außerhalb Eurer Beziehung?

1.8 Hass

Hass beschreibt ein intensives Gefühl der Ablehnung gegenüber Personen, Gruppen oder Institutionen (Wirtz, 2019). Begleitet wird diese heftige Abneigung oft durch übersteigerten Widerwillen, unkontrollierbare Wut oder gar Feindseligkeit (Dalai Lama, 2011). Hass kann weitreichende Konsequenzen haben, die zu Gewalttaten anspornen oder Kriege schüren. Erich Fromm (2003) unterscheidet zwei Arten von Hass: Reaktiver Hass wird situativ erzeugt und ist das Resultat einer schmerzlichen Situation; charakterbedingter Hass hingegen beschreibt die allgemeine Bereitschaft zu hassen als eine (fest) etablierte Persönlichkeitsstruktur.

- Häufig wird Hass von Anspannung, allgemeiner Gereiztheit und Konzentrationsschwierigkeiten begleitet. Hassen wir etwas oder jemanden, erzeugt dies Stress in uns. Wir setzen uns also selbst unter Druck.
- Hass macht blind. Während wir hassen, fällt es uns schwer, nach rechts oder links zu schauen. So wird es schwierig sein, rücksichtsvoll zu handeln.

– Zudem setzt Hass Energie frei, indem er alle Ressourcen mobilisiert, die wir haben. Stärker als Wut oder Ärger kann er uns dazu anstiften, Rache zu üben und anderen absichtlich zu schaden.

– Auf den ersten Blick könnte man meinen, dass die Zielperson unseres Hasses einen heftigen Tiefschlag erleidet. Schauen wir jedoch genauer hin, werden wir schnell bemerken, dass uns der Hass selbst die (mentale) Gesundheit kostet. Weshalb? Der Hass brodelt in uns, nagt an unserer Lebensfreude und zermürbt uns.

– „Was hat hässlich mit Hass zu tun?" Hast Du mal überlegt, wie Hass Dich in Szene setzt? Die Freude lässt Dich erstrahlen, die Angst lässt Dein Gemüt ergrauen, und auch der Hass macht sich bemerkbar: Er lässt Dich kalt, hart und abweisend wirken. Vielleicht schüchtert er den einen oder anderen ein, allemal schreckt er aber viele ab.

Der Hass dauert länger als 90 Minuten

Gefühle des Hasses haben einen Ursprung. Verspürst Du immer wieder (unbändigen) Hass, kann es Dir helfen, drei Schritte zurückzugehen und Dich mit seinen Ursachen zu beschäftigen. Welche Situationen lösen dieses heftige Gefühl in Dir aus? Was in Dir liegt Deiner Meinung nach diesem starken Gefühl zugrunde? Inwieweit haben diese ursächlichen Situationen etwas mit Dir zu tun?

Vielleicht kann das folgende Beispiel beim Nachdenken als Unterstützung dienen: Es ist Samstagnachmittag, 15:30 Uhr, der Ball rollt wieder. Während die Spieler auf dem Rasen dem Ball hinterherjagen, schimpfe ich wie ein Rohrspatz, weil es nach verfluchten 10 Minuten noch immer 0–0 steht. Ich schreie und tobe, bis mein Kopf so rot wird wie die Leibchen des Rekordmeisters. Zuerst schimpfte ich auf die gegnerischen Spieler, dann auf den Schiedsrichter, dann auf die eigene Mannschaft. Meinen Hass habe ich vielleicht von der Arbeit oder von der Wohnsituation zu Hause mit-

> gebracht, doch hier ist eine geeignete Projektionsfläche, um
> ihn auszuleben. – Und viele Tausend andere sehen das
> genauso.

1.9   Neid

Neid offenbart den Ärger über den Besitz eines anderen
und impliziert den Wunsch, dieses Objekt selbst besitzen
zu wollen (Wirtz, 2019). Die Objekte dieser Begierde können materielle Güter sein; es kann sich aber auch um Erfolg, Leistungen oder Attraktivität handeln (Bucher, 2012).
Neid entsteht im Vergleich und resultiert aus einer Über-
höhung anderer, die oftmals mit Selbstabwertung oder zu
hohen Erwartungen an die eigene Person einhergeht
(Heimsoeth, 2018).

– Man könnte meinen, dass Neid unseren Reichtum ver-
  größert, indem er dafür sorgt, dass wir nach etwas streben, das wir nicht besitzen. Das ist allerdings ein Irr-
  gluabe: Er macht das Leben nicht reicher, sondern ärmer.
– Neidische Personen tragen Scheuklappen. Sie lenken
  ihre Aufmerksamkeit immer wieder auf das, was sie nicht
  besitzen. Damit lassen sie die Möglichkeit ungenutzt,
  das wahrnehmen zu können, was sie bereits haben.
– Neid kann die Selbstentfremdung fördern: Sind wir nei-
  disch, wenden wir uns vor allem dem äußeren Geschehen
  zu und verlieren dabei den Kontakt zu uns selbst. Streben wir nach dem, was andere haben, fällt es uns schwer,
  bei uns selbst zu bleiben und unserer persönlichen Entfaltung zu vertrauen.

– Ein neidischer Blick kann aber auch ein Ansporn für Dich sein, Deinem Leben zu neuem Schwung zu verhelfen. Möchtest Du erreichen, was jemand anderem bereits zuteil wurde, setze Dich mit folgenden Fragen auseinander: Wie kam die Person zu dem Besitz, um den Du sie beneidest? Was musst Du selbst tun, um dorthin zu gelangen? Stell jedoch vorab eine klare Kosten-Nutzen-Rechnung auf: Ist Dir das all diesen Aufwand wert?

Auf dem Dachboden stöbern

Du bist einzigartig. Mache Dir dies bewusst, indem Du Dich mit Deinen persönlichen Stärken und Vorzügen auseinandersetzt. Welche vergessen geglaubten Kostbarkeiten findest Du auf Deinem Dachboden? Was hast Du bereits erreicht? Worauf bist Du stolz? Was magst Du an Dir? Öffne alle verstaubten Kisten und stöbere in den Schätzen (vielleicht teils längst) vergangener Tage.

1.10 Schuld

Schuld zeigt sich als ein besonders moralisches Gefühl und zählt damit zu den intimsten Erfahrungen (Tangley & Dearing, 2004). Fühlt sich eine Person schuldig, sieht sie sich als Ursache für etwas Unangenehmes (Dudenredaktion, 2020) oder erkennt ein getanes Unrecht, welches an den eigenen Standards gemessen wurde. Diese Standards resultieren oftmals aus bisher gesammelten Erfahrungen sowie gesellschaftlichen Normen oder religiösen Werten (Tangley & Dearing, 2004). Häufig halten sich Schuldgefühle eher im Hintergrund auf und zeigen sich in Form von Unruhe, zwischenmenschlichen Spannungen oder dem Gefühl von Druck und Schwere (Baer & Frick-Baer, 2011).

– Schuld ist häufig mit einem erdrückenden Gefühl verbunden; dieses erschwert uns, nach den eigenen Wert-
vorstellungen zu handeln.

– Inwieweit Schuld für uns zielführend ist, darf an-
gezweifelt werden, denn sie bezieht sich auf ein bereits
vergangenes Ereignis, das nicht mehr zu ändern ist.

– Zudem fühlen wir uns schwächer, wenn wir uns als
schuldig erachten, und haften an einer gewissen
Negativität. Dies erschwert es uns, unsere Lebensziele zu
erreichen.

– Unser Gewissen als „innerer Richter" bestimmt darüber,
ob wir uns schuldig fühlen oder nicht. Damit unterscheiden sich die Situationen, die Schuld hervorrufen
können, zwischen den Menschen sehr stark. Während
eine Person bereits Schuld empfindet, wenn sie einen
Geburtstag vergessen hat, erleben andere selbst bei einer
Straftat noch keine Schuld.

– Wer will beurteilen, wer schuldig und wer unschuldig
ist? Das würde bedeuten, dass Menschen sämtliche Folgen absehen und bewerten könnten. Was wir heute als
schlimmen Fehler betrachten, kann schon morgen ein
Segen sein. Man beachte: Auch Gesetze, die den Rich-
tern als Grundlage der Schuldzuweisung dienen, ändern sich.

Bevor wir in die Schuldfalle tappen

Die Schuldfrage mag vor dem Gesetz wesentlich sein, doch
wir sollten statt der Schuld viel eher die Verantwortung betrachten. Worin liegt mein Beitrag zu der vorhergehenden
Situation? Was kann ich tun, um damit meinen Frieden zu
finden? Was lerne ich für zukünftige Situationen?

1.11 Liebe

Die Liebe als „Kunst der Nähe" beschreibt das Gefühl inniger Verbundenheit und Zu(sammen)gehörigkeit. Liebe stellt außerdem den wohl größten Pathos der Menschheitsgeschichte dar. Sie ist die Basis intimer Beziehungen und eröffnet uns dadurch die Möglichkeit, Dinge gemeinsam genießen zu können (Bucay, 2016). Während Bucay (2016) davon ausgeht, dass sie uns – unabhängig von unseren Entscheidungen – einfach passiert, eröffnet Fromm (2014) die Perspektive, Liebe als eine Fähigkeit anzusehen, die es durch Disziplin, Konzentration und Geduld zu erlernen gilt.

- Liebe ist, was Du wirklich bist. Beginne, Deine Selbstwahrnehmung entsprechend zu verändern. Erkenne, dass Du aus Liebe geschaffen wurdest und nichts anderes sein kannst. Sei liebevoll im Umgang mit Dir selbst und im Umgang mit Deinen Mitmenschen, denn wir alle sind aus Liebe gemacht.
- Viele Menschen begeben sich auf die verzweifelte Suche nach der Liebe, werden dabei jedoch meist nicht fündig. Dafür gibt es einen ganz einfachen Grund: Sie suchen in fremden Herzen nach ihr. Dort finden sie vielleicht das Gefühl, geliebt zu werden, aber noch lange nicht die Liebe selbst. Diese steckt allein in uns, und nur dort können wir fündig werden.
- „Liebe im Duett": Liebe beschränkt sich nicht exklusiv auf eine von uns auserwählte Person. Vielmehr ist sie eine persönliche Haltung, die es uns erlaubt, sie mit anderen Menschen zu teilen, sie zu achten und fürsorglich zu sein. Lassen wir diese Verbundenheit nur mit einer Person, unserem Partner, zu, schotten wir uns gemeinsam von der restlichen Welt ab. In diesem „égoisme à deux" bleiben wir zu zweit allein.

– Alles, was Du tust, kannst Du in Liebe tun. Empfinde schon morgens Liebe, wenn Du aus dem Bett steigst und später Deinen Tee trinkst. Ob Du zur Arbeit gehst oder mit Deiner Nachbarin sprichst – handle liebevoll und spüre Dein Herz. Schau mit den Augen der Liebe auf die Wiese, höre mit den Ohren der Liebe den Vögeln zu: Alles ist jetzt Liebe, nur Liebe bist Du.

– Liebe ist verschwenderisch: Auch wenn wir gern Schnäppchen jagen oder unsere Rechnungen in Raten zahlen, sollten wir mit unserer Liebe keinesfalls sparsam sein. Versuche deshalb, all Deine Handlungen in Liebe auszuführen und in jedem Deiner Sätze die Liebe erklingen zu lassen. Schenke der Welt (und damit auch Dir) so viel Liebe, wie es Dir nur möglich scheint.

– Meine Liebe ist nicht Deine Liebe: Es ist manchmal gar nicht so leicht, die Liebe einer anderen Person zu erkennen. Sie drückt sich seltener in wortgewandten Liebesbekundungen, sondern oftmals in den Taten des anderen aus. So wie jede Person ihre Eigenarten besitzt, hat auch nahezu jede ihre eigene Art, Liebe und Zuwendung zu zeigen. Während sich eine gute Freundin vielleicht jeden Tag bei mir meldet, um zu fragen, wie es mir geht, vergisst meine Schwester sogar regelmäßig meinen Geburtstag. Bei unserer nächsten Begegnung unterstützt sie mich jedoch mit hilfreichen Tipps. Wer liebt mich nun wirklich? Auch wenn es anfangs wie eine gewagte These klingen mag: Ich denke, beide. Auf ihre ganz eigene Art und Weise.

– Liebe ist kein Tauschhandel: Ich ermögliche Dir das Gefühl von Sicherheit und Du lässt mich die Freiheit spüren. Du bietest mir aufregende Abenteuer und ich Dir ein beständiges Zuhause. Sich zu ergänzen und zu bereichern ist eine schöne Begleiterscheinung. Benötigst Du aber die andere Person, um Deine eigenen Bedürfnisse zu stillen, hegst große Erwartungen oder stellst vehemente Forderungen, kann man kaum von Liebe sprechen. Aufrichtige Liebe sollte Erfüllung in sich selbst finden.

– Liebe und Vertrautheit sind eng miteinander verwoben. Wir wünschen uns vielleicht eine harmonische und friedvolle Beziehung, doch fühlen wir dabei auch starke Liebe? Wenn uns Harmonie, Anerkennung und Fürsorge nicht vertraut sind, werden wir eine solche Beziehung vermutlich ablehnen, weil es uns fremd erscheint.

Schmetterlinge im Bauch

Wer kennt es nicht? Wir begegnen jemandem, der uns unerwartet aus unseren Gedanken reißt und mit einem Lächeln unser Herz wild zum Pochen bringt. Dieser Frühling der Gefühle hat jedoch nicht zwingend etwas mit Liebe zu tun, sondern kann sich als bloßes Verliebtsein offenbaren. Obwohl wir diese Person noch gar nicht kennen, haben wir bereits eine Vorstellung davon, wie sie sein könnte, und fühlen uns zu ihr hingezogen. Verlieben kann ein unsagbar schönes Gefühl sein. Wir sollten jedoch aufpassen, dass unser Gegenüber nicht zur Projektionsfläche all unserer Wünsche wird. Erst im Erkennen und Annehmen des anderen entsteht (wahre) Liebe.

1.12 Exkurs Liebe

Kattrin Luchs, Kunsttherapeutin, Heilpraktikerin für Psychotherapie und Künstlerin

Liebe.

Liebe ist durch ein Kaleidoskop schauen. Verschiedene Farben. Neue Muster. Stetige Veränderung. Nichts ist statisch. So ist die Liebe für mich für Dich. Sie ist in Bewegung, immer wieder neu. Noch nie gesehen und gefühlt. Sie überrascht mich, fällt über mich her, lässt mich abheben oder im Boden versinken. Liebe macht mich nackt und hüllt mich ein.

Liebe fordert heraus. Ist unbequem. Die bedingungslose Liebe zu meinen Töchtern. Die immer wieder verzeihende Liebe für den anderen, in einem Konflikt. Die großzügige Liebe, wenn ich mich unverstanden fühle. Die Liebe ohne Adressaten, einfach so, vielleicht weil die Sonne scheint oder der Mensch mich angelächelt hat und ich berührt bin. Die Liebe voller Wärme und Vertrauen, wenn ich mich an eine innige Freundschaft erinnere. Die zaghafte Liebe, die sich verschenkende Liebe, die noch gar nicht ausgesprochene Liebe, die ich aber schon mit allen Fasern meines Körpers spürende Liebe.

Und wie fühlt sich die Liebe zu mir an? Dort wo die Liebe beginnt, um danach in die Welt zu schauen, durch das Kaleidoskop …?

Ich liebe mich. Ich liebe meine Begeisterung und meine Schaffenskraft, ich liebe meine Kreativität. Ich liebe die Bewegungsfreude meines Körpers. Manche Wesensanteile in mir machen es mir schwer, mich zu lieben. Schaffe ich es, großzügig zu mir selber zu sein? Mich selber an die Liebe zu verschenken, nichts zu wollen, mich nicht zu verurteilen oder mich in manchem abzuwerten?

Genau dort in dem Unbequemen, Unsicheren mit mir, fängt die Liebe an. Ich liebe mich. Und von dort geht sie in die Welt.

Ich liebe Dich.

Liebe ist.

Literatur

Baer, U., & Frick-Baer, G. (2009). *Gefühlslandschaft Angst*. Beltz.
Baer, U., & Frick-Baer, G. (2011). *Schuldgefühle und innerer Frieden*. Beltz.

Bak, P. M. (2019). *Lernen, Motivation und Emotion*. Springer.

Barnow, S. (2015). *Gefühle im Griff! Wozu man Emotionen braucht und wie man sie reguliert*. Springer.

Bucay, J. (2015). *Das Buch der Trauer. Wege aus Schmerz und Verlust*. Fischer Taschenbuch.

Bucay, J. (2016). *Das Buch der Begegnung. Wege zur Liebe*. Fischer Taschenbuch.

Bucher, A. (2012). Neid. In Ders (Hrsg.), *Geiz, Trägheit, Neid & Co. in Therapie und Seelsorge* (S. 39–62). Springer.

Bucher, A. A. (2009). *Psychologie des Glücks*. Beltz.

Burghardt, B. (2014). *Gelassenheit gewinnen. 30 Bilder für ein starkes Selbst*. Springer.

Dalai Lama. (2011). *Rückkehr zur Menschlichkeit. Neue Werte in einer globalisierten Welt*. Bastei Lübbe.

Dudenredaktion. (2020). *Duden – Die deutsche Rechtschreibung: Das umfassende Standardwerk auf der Grundlage der aktuellen amtlichen Regeln*. Bibliographisches Institut.

Fromm, E. (2003). *Die Antwort der Liebe*. Herder.

Fromm, E. (2014). *Die Kunst des Liebens*. Ullstein Taschenbuch.

Heimsoeth, A. (2018). Neid. In Ders (Hrsg.), *Frauenpower* (S. 159–163). Springer.

Hüttner, A. (2019). *Hinter den Kulissen von Psychotherapie. Spannende Fälle und wie Sie Ihr Leben dadurch bereichern*. Springer.

Kast, V. (2001). *Trauern. Phasen und Chancen des psychischen Prozesses*. Kreuz.

Kleist, H. von. (o.J.). https://www.aphorismen.de/zitat/186933. Zugegriffen am 21.07.2021, 12:08.

Myers, D. G. (2014). Emotionen, Stress und Gesundheit. In D. G. Myers (Hrsg.), *Psychologie* (S. 495–550). Springer.

Rogge, K.-E. (2016). *Systemkompetenz und Dynamiken in Partnerschaften. Fähigkeiten zum Aufbau und Erhalt von Paarbeziehungen*. Springer.

Schmidt-Traub, S. (2016). *Angst bewältigen. Selbsthilfe bei Panik und Agoraphobie*. Springer.

Tangley, J. P., & Dearing, R. L. (2004). *Shame and Guilt*. The Guilford Press.

Wirtz, M. A. (2019). *Dorsch – Lexikon der Psychologie*. Hogrefe.

2

Hindernisse

„Verbringe nicht die Zeit mit der Suche nach einem Hindernis.
Vielleicht ist keines da." (Franz Kafka, o.J.)

2.1 Einleitung

Natürlich gibt es viele Hindernisse im Leben. Doch was
wirklich zählt, ist, angemessen mit diesen Hürden
umzugehen.

Was können wir tun, wenn uns der innere Schweinehund keine Ruhe lässt? Wenn Zweifel uns plagen und der
Perfektionismus uns die Lebensfreude raubt? Wenn niemand mehr unsere Erwartungen erfüllen kann?

Dann ist es höchste Eisenbahn, um Veränderungen zu
bewirken. Dieses Zugticket ist das einzige, das immer gratis
ist. Schaffner, bitte anhalten, hier will jemand mit …

© Der/die Autor(en), exklusiv lizenziert durch Springer-Verlag GmbH,
DE, ein Teil von Springer Nature 2022
A. Hüttner, C. Hübner, *Eine Anleitung zum Glücklichsein*,
https://doi.org/10.1007/978-3-662-64247-4_2

2.2 Hindernisse

Ein Hindernis ist als Absperrung erkennbar, die jemanden von etwas fernhält. Im psychologischen Sinne umschreiben Hindernisse innere Hemmnisse, welche das direkte Erreichen eines Ziels verhindern und das persönliche Vorankommen erschweren können (Dudenredaktion, 2020). Oftmals gehen diese Barrieren mit einer stark empfundenen Widerstandskraft einher. Je nach Höhe des Hindernisses kann es viel Energie kosten, es zu überwinden. Zugleich sind Hindernisse die Stolpersteine, die den Lebensweg beschwerlich erscheinen lassen. Hat man sie jedoch passiert, zeigen sie sich als Zugewinn an persönlicher Stärke.

- Diese inneren Blockaden eignen sich perfekt als Ausrede: Hindernisse können uns vor neuen Erfahrungen schützen, die womöglich mit Angst verbunden wären. Möchten wir uns vor wichtigen Entscheidungen drücken oder unser Verhalten entschuldigen, können wir immer wieder darauf zurückgreifen. Auch wenn wir unseren Lebensweg nicht weitergehen wollen, liefern sie uns allerlei Gründe, stehen zu bleiben.
- Unser Leben können wir uns wie einen Hürdenlauf vorstellen. Immer wieder begegnen uns Herausforderungen, die es zu meistern gilt. Stellen wir uns diesen, wachsen wir daran. Das benötigt jedoch viel persönliche Stärke. Entsprechend ist die Höhe der bereits überwundenen Hindernisse ein guter Indikator für unsere Willenskraft.
- Aber Vorsicht: Nicht der Wille, sondern unser tief empfundenes Gefühl soll uns führen. Hindernisse können überwunden werden, indem wir den Willen stärken. Doch je größer ein Wille sein muss, um etwas zu überwinden, desto schwächer scheint das natürliche Gefühl,

es leichten Herzens auszuführen. Noch schöner ist es deshalb, diese Hürden ganz aufzulösen, indem wir unserem Herzen folgen.

- Hindernisse lassen uns aufhorchen. Sie offenbaren uns Erkenntnisse über uns selbst und bringen uns damit unseren Sorgen, Ängsten und Befürchtungen näher. Wir sollten ihnen genau zuhören, um uns selbst (noch) besser kennenzulernen.

- Wer sich nicht bewegt, der spürt auch seine Widerstände nicht. Der Parcours unseres Lebens bietet uns das beste Training, um unsere Persönlichkeit zu entfalten und an uns selbst zu wachsen.

- Persönliche Barrieren bergen ein großes Konfliktpotenzial. Für Dein Umfeld sind Deine Hindernisse nämlich nicht erkennbar. Es kann nur spekulieren, was Dich blockiert. Umso wichtiger ist es, diese inneren Barrieren transparent zu machen: Sprich offen mit Freunden und Familie, was Du befürchtest, was Dich verzagen und was Dich (ver)zweifeln lässt.

Nicht mehr blindlings stolpern

Um Dich besser kennenzulernen, ist es wichtig, dass Du Dich mit Deinen inneren Hindernissen auseinandersetzt. Menschen, die blockiert sind, erleben meist Widerstände, die den Zugang zum tiefen, wahren Fühlen versperren. Der Kopf schaltet dann auf Autopilot und stellt das Herz stumm. Um Dich Deinem inneren Erleben näherzubringen, kann es Dir helfen, dass Du Dich mit den folgenden Fragen beschäftigst: In welchen Situationen verspürst Du einen inneren Widerstand? In welchen Bereichen Deines Lebens (Familie, Beziehung, Freundschaften, Beruf, Freizeit) stößt Du auf besonders große Hürden? Welche Ängste und Nöte verstecken sich dahinter?

2.3   Innerer Schweinehund

Der innere Schweinehund ist eine in uns liegende Hürde, die uns davon abhalten kann, gewünschten Zielen näherzukommen. Da Menschen häufig den bequemsten Weg zur Lebensgestaltung bevorzugen, geht das Überwinden von Hindernissen oft mit Unlustgefühlen einher oder es fehlt die notwendige Motivation zur Veränderung. Dies wird häufig mit Willensschwäche gleichgesetzt. Um den inneren Schweinehund im Zaum zu halten, können ein gesundes Maß an Selbstdisziplin oder eine mit sich selbst ausgehandelte Verbindlichkeitserklärung hilfreich sein.

— Auf den ersten Blick kann der innere Schweinehund wie ein ganz possierliches Haustier wirken, während er neben uns auf dem Sofa liegt. Er kann jedoch auch lauthals bellen oder gar zubeißen, wenn wir an ihm vorbeiwollen. Außerdem bleibt die Frage ungeklärt, wer das eigentliche Herrchen ist, da häufig er uns an der Leine führt und nicht umgekehrt.

— Der innere Schweinehund sorgt dafür, dass alles so bleibt, wie es ist. Er liebt die Bequemlichkeit. Deshalb scheut er sich vor Veränderungen und schreckt vor dem damit verbundenen Aufwand zurück.

— Solange wir Ausflüchte suchen und uns vor Veränderungen scheuen, reichen wir dem inneren Schweinehund unser Pfötchen. Und mit jeder Entscheidung gegen unseren Veränderungswunsch belohnen wir ihn mit einem Leckerli.

— Manchmal tarnt er sich als Zweifel, als Angst oder als Gefühl, nicht zu genügen. Wenn uns jemand davon abhält, etwas zu tun, wodurch es uns womöglich besser gehen würde, sollten wir das auf Herz und Nieren prüfen.

— Übung „Bergsteiger-Taktik": Einen hohen Berg zu erklimmen, scheint unmöglich, solange wir ihn vom Fuße bis zur Bergspitze betrachten. Ein Bergsteiger blickt diesem jedoch nicht als Ganzes entgegen, sondern plant seinen Aufstieg in Etappen. Dies können wir uns zunutze machen und uns unsere Aufgaben ebenfalls einteilen oder Teilziele auf dem Weg zu unserem großen Ziel festlegen. Wichtig dabei ist eine sinnvolle Priorisierung der Aufgaben: Welche ist besonders wichtig? Welche sollte ich zeitnah erledigen? Hast Du ein Teilziel erreicht, gilt es, dies zu feiern. Freu Dich über Deinen Etappensieg und nutze die daraus gewonnene Kraft für die nächste Teilstrecke.

Ein Beispiel aus der Klausurphase

Kennst Du das Gefühl, vor einer wichtigen Prüfung zu stehen und Dich nicht ausreichend vorbereitet zu haben? Schnell kommen Gedanken auf wie „In der Zeit, die mir noch bleibt, schaffe ich es eh nicht mehr, ausreichend zu lernen", „Es lohnt sich gar nicht erst, damit noch zu beginnen" oder „So bestehe ich das eh nicht; ich gehe einfach nicht zur Prüfung und versuche, beim nächsten Mal rechtzeitig mit dem Lernen anzufangen". Versuche, Dich in Selbstreflexion zu üben und individuelle Ursachen für Dein Aufschieben zu entdecken. Wenn Du wieder einmal eine Aufgabe vor Dir herschiebst, frage Dich nach den Gründen. Wovon hält Dich Dein innerer Schweinehund ab? (Zusätzlich kann es hilfreich sein, die bevorstehenden Aufgaben nicht alle auf einmal anzugehen. Versuche zu planen, wann Du welche Klausur schreiben möchtest und wie viel Zeit Du für die Vorbereitung benötigen wirst.)

2.4   Perfektionismus

Perfektionismus beschreibt eine Persönlichkeitseigenschaft, die sich hauptsächlich in Form stark ausgeprägter Gewissenhaftigkeit zeigt (Wirtz, 2019). Oftmals ist der Selbstwert perfektionistischer Menschen stark erfolgsabhängig.

Sie orientieren ihr Handeln an extrem hohen Maßstäben, die sie trotz des damit verbundenen Aufwands akribisch verfolgen (Spitzer, 2016). Diese angestrebte Fehlerlosigkeit bietet wenig Angriffsfläche und kann so dem persönlichen Schutz dienlich sein (Stahl, 2015). Varianten des Perfektionismus sind u. a. Schönheitswahn und Anerkennungsstreben (Stahl, 2015). Das Streben nach Perfektion kann mit Hoffnungslosigkeit, Druck und Stresserleben einhergehen.

- Zwei mögliche Begründungen von Perfektionismusstreben sind Unzufriedenheit und die Angst davor, einen Fehler zu machen.
- Perfektionismus stellt die Rechtfertigung der eigenen Unzufriedenheit dar: Entspricht etwas nicht den persönlichen Standards und ist demnach nicht perfekt, ist man damit unzufrieden. Erlösung scheint nur das Erreichen dieser persönlichen Ideale zu bringen, doch auch dies ist trügerisch: Sobald etwas vermeintlich perfekt ist, wendet man sich einer neuen Sache zu, die man optimieren möchte.
- Dies zeigt, dass die eigene Unzufriedenheit ein wesentlicher Punkt ist, der unser Handeln antreibt. Das Streben nach Perfektionismus rechtfertigt ihn. Aber: Nicht die fehlende Perfektion ist die Ursache der Unzufriedenheit, sondern die Unzufriedenheit ist die Ursache des Perfektionsstrebens.
- Handlungen werden oft als Leistungen missverstanden und sind deshalb an hohen Idealen und ehrgeizigen Zielen orientiert. Manche perfektionistische Menschen sind sehr ambitioniert und verspüren einen großen Aktionismus. Sie sind ständig in Bewegung, planen Neues oder bilden sich fort. Stillsitzen zählt nicht zu ihren Stärken. Doch diese permanente Betätigung kostet viel Kraft und macht auf Dauer sehr müde.

– Die Ursachen für das Streben nach Perfektion liegen u. a. in der eigenen Biografie begründet und gehen mit Glaubenssätzen wie beispielsweise „Ich genüge nicht" oder „Ich bin nur etwas wert, wenn ich dieses und jenes erreicht habe" einher.

– Deshalb kann es hilfreich sein, hinter die Fassade Deiner hohen Ansprüche zu schauen: Hast Du vielleicht Angst davor, von anderen Menschen abgelehnt zu werden? Hast Du das Gefühl, nur etwas wert zu sein, wenn Du erfolgreicher bist als andere? Schämst Du Dich, wenn Du einen vermeintlichen Fehler begangen hast? Dann ist es wichtig, Dich genau diesen Gefühlen zu stellen.

– Achtsamkeit und Dankbarkeit können Dich dabei unterstützen, Fehler zuzulassen und sie zu akzeptieren. Lerne, Dich selbst wertzuschätzen – unabhängig von Deiner Leistung.

– Tipp: Arbeite viel mit den Händen in der freien Natur. Unter freiem Himmel ist unendlich viel Platz, jedoch keiner für Perfektionismus: Es wird Dir nicht gelingen, dort etwas perfekt hinzubekommen, Du brauchst es also gar nicht zu versuchen. Und alles, was Dir missglückt, wächst von alleine nach. So gewinnst Du Gelassenheit und sagst der Perfektion für ein paar Stunden „Goodbye".

Nordstern

Seefahrer nutzten früher den Nordstern als Orientierung, um ihr Ziel zu erreichen. Doch kein Kapitän hat je versucht, am Nordstern zu landen. (Das wäre wohl auch nur den wenigsten gelungen.)

Perfektion sollte ein Ideal sein, an dem Du Dich orientieren kannst. Es kann dazu dienen, die Richtung zu bestimmen. Doch wie zielführend ist es, sich in die endlose Suche nach Perfektion zu stürzen? Da wird Dir wohl kein Stern am Firmament aufgehen.

2.5   Unzufriedenheit

Unzufriedenheit beschreibt einen Zustand innerer Unausgeglichenheit, der aus der persönlichen Einschätzung der allgemeinen Lebenssituation resultiert. Dazu werden die einzelnen Bereiche des Lebens wie beispielsweise Partnerschaft, Gesundheit oder auch die finanzielle Situation bewertet und je nach deren Bedeutsamkeit unterschiedlich stark gewichtet (Wirtz, 2019). Einfluss auf die Unzufriedenheit nimmt u. a. der Selbstwert. Dementsprechend kann die aktuell empfundene Unzufriedenheit die Qualität der Verbindung zu uns selbst widerspiegeln (Steffen, 2019). Herausfordernde Lebensereignisse können das Wohlbefinden stark beeinträchtigen und somit sehr rasant der Unzufriedenheit den Weg ebnen (Wirtz, 2019).

- Das Gefühl von Unzufriedenheit geht oft mit einer bestimmten Einstellung einher und hat somit viel mit dem individuellen Blick auf die Dinge zu tun: Oftmals haben wir vor allem die Defizite im Fokus unserer Aufmerksamkeit. Siehst Du nur die Dinge, die Du nicht hast, wird Dich das sehr schnell unzufrieden stimmen. Bist Du unzufrieden, wirst Du nur die Dinge sehen können, die Du nicht hast. Dieser Abwärtsspirale gilt es zu entkommen.
- Ob Chef, Kinder, Wohnort, Auto, Geld oder Politik – was immer uns auch unzufrieden stimmt: Die Unzufriedenheit steckt in uns.
- Wenn wir unzufrieden sind, erschweren wir uns den Alltag. Da es sich um unsere Unzufriedenheit handelt, sind wir jedoch auch imstande, etwas daran zu ändern: Meistens übertüncht die innere Unruhe einen tiefer liegenden Konflikt. Indem wir den wirklichen Ursachen unserer Unzufriedenheit auf den Grund gehen, können wir

die offenen Konflikte lösen und Zufriedenheit zurückerlangen.

- Jeder ist mal unzufrieden. Auch wenn die sozialen Medien Dich glauben machen, alle hätten ein spannenderes Leben, abenteuerlichere Urlaube, romantischere Liebesbeziehungen, entspanntere Jobs oder ein größeres Eigenheim. Sei unbesorgt: Was wir von außen sehen, ist nur ein Ausschnitt. Letztlich stellt sich die Frage: Wie geht es dieser Person mit all dem? Das ist nur Spekulation, wir können es nicht wissen.

- Vergleiche mit anderen münden oftmals in Unzufriedenheit: Sie offenbaren uns, dass es etwas gibt, was wir noch nicht erreichen konnten oder dass jemand „besser" zu sein scheint als wir.

- Unzufriedenheit kann uns auch dazu anspornen, uns selbst anzutreiben oder bestimmten Zielen nachzueifern. Hochleistungssportler sind selten für ihre Zufriedenheit bekannt. Besser, schneller, höher, weiter – anderenfalls erreichen sie nicht den Erfolg, den sie anstreben. Jedoch sollte man sich auch fragen: Ist es das jeweils wirklich wert?

Nicht immer eitel Sonnenschein

Auch wenn die Spatzen von den Dächern pfeifen, wie schön das Leben ist, muss es sich für Dich noch lange nicht so anfühlen. Natürlich kann es helfen, Deinen Blick auf die vermeintlichen schönen Dinge zu lenken, doch aus eigener Erfahrung kann ich sagen: Bin ich unzufrieden, scheint die rosarote Brille unauffindbar. Der Kaffee ist zu heiß, der Pulli zwickt, die Urlaubsplanung nervt und jeder gut gemeinte Ratschlag wird abgeschmettert. Doch auch das ist vollkommen in Ordnung. In solchen Momenten setze ich mich zusammen mit mir an einen Tisch (es sei denn, Du findest jemand anderen, der sich das freiwillig anhört) und lasse meiner Weltuntergangsstimmung freien Lauf. Ich motze, schimpfe, fluche, beklage und beschwere mich: Nicht selten löst sich dann meine Gereiztheit (und zack, weg ist sie).

2.6   Loslassen

Das Bonmot „Liebe es, verändere es oder lass es gehen." macht eines deutlich: Löse Dich von etwas, wenn Du es weder wertschätzen noch zu Deinen Gunsten ändern kannst (Steffen, 2019). Auch wenn Loslassen mit einem häufig schmerzvollen Abschied einhergeht, gehört es zum Leben dazu, denn Leben bedeutet Wandel und Veränderung (Ennenbach, 2017). Dennoch ist dieser Prozess häufig mit Angst besetzt, da erst einmal das Vertrauen und damit die Erfahrung nötig ist, diesen Verlust bewältigen zu können (Lux & Walper, 2016). Zugleich bedeutet es jedoch, sich nicht mehr abhängig zu fühlen, denn das Loslassen ist ein Schritt, für oder gegen den man sich aktiv entscheiden kann (Steffen, 2019).

- Kleiner Perspektivwechsel: Überlege nicht, wovon Du Dich trennen willst, sondern was Dich hält, bindet und fesselt. All das, was Du nicht loslassen kannst, hat sehr viel mit Dir zu tun. Wenngleich wir uns von manchem lösen möchten, ist es uns seit unserer Kindheit vertraut. Der Wille allein löst diese Fessel nicht.
- Loslassen fällt deswegen so schwer, weil unsere Gefühle an Personen, Tieren, Situationen oder Gegenständen haften. Genau genommen wollen wir uns nicht von einer Person nicht lösen, sondern vom Gefühl, das diese Person in uns auslöst. Mögen 5000 Kilometer zwischen zwei Liebenden liegen: Das Gefühl der Liebe oder Sehnsucht kann die beiden eng umschlingen.
- Vielleicht kannst Du Dich nicht von Deiner Trauer, Deiner Wut oder Deiner Einsamkeit befreien. Um Deine Gefühle loszulassen, solltest Du sie kindlich ausleben. Überlege, welche Gefühle Dich an etwas binden und werde dann jedem einzelnen dieser Gefühle gerecht.

— Was auch immer wir loslassen möchten: Nachdem wir unsere Gefühle verarbeitet haben, sollten wir beginnen, etwas Neues zu fokussieren. Wir werden uns von der Kirche im Dorf nicht entfernen können, wenn wir sie permanent im Blick behalten. Das Augenmerk sollte auf ein neues Objekt gerichtet werden, und schon bald werden wir sehen, dass wir nicht nur die Kirche, sondern das ganze Dorf hinter uns gelassen haben.

— „Gib alles!“: Loslassen fällt Dir leichter, wenn Du vorher alles versucht, alles gegeben hast. Lass Dir kein Hintertürchen offen. Lass nichts unversucht. Schöpfe all Deine Möglichkeiten aus, um im Anschluss sagen zu können: Ich habe alles gegeben und nun kann ich guten Gewissens gehen.

— Auf unserem Lebensweg begegnen wir vielen Menschen. Einige begleiten uns nur ein kurzes Stück, andere wähnen wir für immer an unserer Seite. Oftmals vergessen wir dabei jedoch zu prüfen, wer von diesen Menschen noch gut zu uns passt. Manchmal bleiben einige an einem Punkt stehen oder eilen ein paar Schritte voraus. Unsere Aufgabe ist es nicht, alle dorthin mitzunehmen, wo wir uns gerade befinden, sondern diejenigen loszulassen, deren Leben andere Wege geht.

— Das Anstrengende ist nicht das Loslassen, sondern das Festhalten. Nehmen wir einen mittelgroßen Stein: Halten wir ihn fest in der Hand, wiegt er mit der Zeit schwer. Lassen wir ihn los, haben wir die Hand plötzlich ungewohnt frei. Vielen Menschen fällt es dennoch schwer, sich zu lösen. Besonders groß ist dabei die Angst vor dem Vermissen. Natürlich wird es erst einmal ungewohnt sein, sich auf die neue Situation einzustellen. Vielleicht ist es aber auch ungewohnt schön?

Loslassen durch Festhalten

Ein Fotoalbum, in dem man all die schönen Erinnerungen als Paar sammelt, steht wahrscheinlich in vielen Regalen, aber hast Du schon einmal von einem Trennungsalbum gehört? Das klingt zunächst vielleicht ungewöhnlich, denn auf Fotos hält man Momente fest. Nach einer Trennung ist es jedoch unser Ziel, den Partner nicht weiter festzuhalten, sondern ihn loszulassen. Trotzdem kann es manchmal – natürlich neben aktiver Trauerarbeit – auch helfen, zu visualisieren, was Dir durch eine Trennung geschenkt wurde: Der nette Abend bei Freunden, der Spontantrip mit Kollegen, das neue Hobby, für das Du endlich Zeit findest, oder die Momente allein für Dich. Schnapp Dir eine Kamera und halte all das fest, um zu erkennen, warum es sich auch lohnen kann, etwas loszulassen.

2.7 Exkurs Loslassen

Rebekka Renken, Ärztin

Nimm Dir 30 Minuten Zeit. Setz Dich an einen ruhigen Ort. Atme. Fühl. Da ist Dein Kopf, der denkend versucht, Dich vor dem Fühlen zu schützen. Geh zurück in Dein Gefühl.

Gib dem glücklichen freien Teil von Dir einen Namen. Spür. Immer. Nicht nur bei schweißtreibendem Sport, beim Tanzen und Feiern, im Kontakt mit Deinem/Deiner Liebsten. Komm mit, aus Deinem Kopf ins Herz. Fühl alle Farben des Lebens.

Vergib Dir selbst. Lass Deine Vergangenheit los. Dank dem Teil von Dir, der Dich vor Schmerzen bewahrt hat, indem Du Deinen Gedanken statt Deinen Gefühlen zugehört hast. Jahrelang. Wie fühlt es sich an, loszulassen? Wie fühlt es sich an, frei zu sein? Erlaub Dir, die Angst zu spüren. Die Einsamkeit. Fühl Dich schwach, verletzlich. Wie fühlt es sich an, der zarte Schmetterling zu sein statt des wilden Löwen?

Loslassen, sich verpflichten und frei entscheiden ist dasselbe. Indem ich mich für einen Weg entscheide, lasse ich die anderen Möglichkeiten los und verpflichte mich, diesen Weg zu gehen, hundert Prozent zu geben. Die meisten Menschen entscheiden aus Angst, etwas oder jemanden zu verlieren, oder aus Angst, allein und einsam zu sein. Fühl sie jetzt. Die Angst. Die Einsamkeit. Das Verlassensein. Nur dann kannst Du frei entscheiden.

Ein Gefühl, das Du verdrängst, kommt zurück wie ein Bumerang – bis Du es zulässt. Lass zu. Lass los.

Mark Twains Spruch hat mich schon oft begleitet: „In 20 Jahren wirst Du mehr enttäuscht sein von den Dingen, die Du nicht getan hast, als von den Dingen, die Du getan hast. Also wirf die Leinen los, verlasse den sicheren Hafen. Lass den Passatwind in Deine Segel wehen. Erforsche! Träume! Entdecke!"

Stell Dir das Bild eines Dreimasters mit geblähten Segeln im Hafen vor. Gehalten nur von dicken Tauen und mit dem Wind in den Segeln ächzt er unter der Spannung. Wie frei könnte er über die Wellen gleiten, würden die Taue ihn nicht zurückhalten? Im übertragenen Sinne stehen wir dann unter Spannung, wenn unsere Taue uns in unserem individuellen sicheren Hafen halten, wir uns aber nach der Freiheit sehnen, uns frische Luft um die Nase wehen lassen wollen. Hier lädt Mark Twain ein, loszulassen, loszumachen, uns unseren Ängsten zu stellen, das Risiko einzugehen, zu scheitern, und die Freiheit zu wagen.

Solange Du Dir nicht erlaubst, deine Ängste zu spüren, kannst Du Dich nicht sicher fühlen. Es ist wie beim Klippenspringen. Es fühlt sich erst an, als ob Du sterben müsstest. Und Sekunden später bist Du frei. Unabhängig. Deine Wahrnehmung, Deine Vision verändert sich. Dasselbe Leben kann erfüllend sein, voller Farben und frei. Die Angst, die vermeintliche Sicherheit zu verlieren, macht Dich unsicher und unfrei. Das einzig Sichere im Leben ist, dass es nichts Sicheres gibt.

Das Leben ist nicht sicher, es ist unberechenbar, überrascht uns, wo wir Pläne gemacht haben, entreißt uns, was wir lieben, und schenkt uns, worauf wir nie zu hoffen wagten.

In meinem beruflichen Alltag begegne ich vielen Patienten mit Tumorerkrankungen. Immer wieder lerne ich dabei Persönlichkeiten kennen, die in diesem Kontext einiges erzählen können. Das sind in der Regel die Patienten, die sich ihren Ängsten vor dem Tod, vor den Verlusten ihrer Familie, ihrer Gesundheit, ihres Selbst gestellt haben und sich bewusst sind, dass es jederzeit vorbei sein kann. Hier finde ich Menschen, die ihren Frieden gefunden haben, die loslassen können, die dankbar auf jeden Tag schauen und die kleinen Glücksmomente wahrnehmen. Die wissen, was wirklich zählt. Die das Leben intensiv im Hier und Jetzt leben, eben weil sie am Limit sind.

Das einzig Sichere im Leben ist, dass es nichts Sicheres gibt. Alles ändert sich. Nichts ist wiederholbar. Alles fließt. Das heißt: Der einzige Mensch, der ewig bei Dir sein wird, bist Du. Also sei gut zu Dir selbst. Dann wirst Du Dich wohlfühlen, im Reinen mit Dir selbst sein und wissen: Was auch immer passiert, Du wirst Deinen Weg finden. Du kannst nichts kontrollieren außer Deiner Art, die Dinge zu sehen, Deinen individuellen Blickwinkel.

Lass los.

2.8   Veränderung

Mit einer Veränderung geht immer ein Wandel einher: Etwas wird anders als es vorher war. Mit dieser Form des „Anderswerdens" sind verschiedene Handlungen assoziiert, die in ihrer Gesamtheit in eine bestimmte Richtung führen (Eifert, 2011). Es gibt Veränderungen, die ohne unser Zutun vor sich gehen (Beispiel: das Wetter von morgen) und solche, die durch uns selbst geschehen (Beispiel: wie wir die Welt wahrnehmen). Angeleitet werden diese Handlungen oftmals von bestimmten Zielen, manchmal erzwingt aber auch ein großer Leidensdruck eine Veränderung.

- Veränderung ist die Voraussetzung, dass etwas besser werden kann. Wenn Du nichts änderst, ändert sich nicht viel.
- Ein chinesisches Sprichwort sagt: „Wenn der Wind der Veränderung weht, bauen die einen Mauern und die anderen Windmühlen." Woran baust Du?
- Eine Veränderung ist oftmals mit persönlichen Kosten verbunden, denn sie kostet viel Kraft. Um die dafür notwendigen Kosten zu decken, musst Du erst einmal in Vorkasse gehen. Wo und wie kannst Du die Energie dafür gewinnen?
- Eine Veränderung bringt Dir bestenfalls natürlich auch einen Nutzen. Wäge jedoch ab: Ist der Nutzen der Veränderung höher als seine Kosten? Ist der Nutzen es Dir wert, die damit verbundenen Kosten auf Dich zu nehmen?
- Um eine Veränderung zu bewirken, braucht es zwei Schritte: Du lässt etwas Dir Vertrautes gehen (Loslassen) und nimmst etwas Neues auf (Aufnahme). Beispiel bio & vegan: Um Dich gesünder zu ernähren, ist es nötig, Dich von Deinen alten Essgewohnheiten zu lösen.
- Veränderung findet im Augenblick statt, das heißt, es bedarf Handlungen im Hier und Jetzt. Aber um die Folgen von Veränderungen zu erkennen, braucht es oft Zeit. Zudem können Dich umfangreiche Veränderungen überfordern. Gehe Schritt für Schritt und nimm Dir die Zeit, bis Du soweit bist. Aber hüte Dich gleichzeitig davor, der Aufschieberitis zu verfallen.

- Auch wenn Du Dir die größte Mühe gibst, wird es nicht auszuschließen sein, dass Du erneut in alte Muster verfällst. Verurteile Dich nicht dafür. Sei nachsichtig und beobachte, was dazu geführt hat. Vielleicht hilft Dir diese Beobachtung.
- Wer A sagt, muss nicht B sagen: Verändere nur Dinge, die Du auch wirklich verändern möchtest. Du kannst im Prozess der Veränderung auch erkennen, dass Du beispielsweise eine bestimmte Verhaltensweise lieb gewonnen hast und sie deswegen nicht verändern möchtest. Die bewusste Entscheidung, nichts verändern zu wollen, kann Dir ebenso dienlich sein wie eine Veränderung selbst.

Der Fluss der Veränderung

Wie die Natur unterliegt auch das Leben einem stetigen Wandel: Nichts bleibt, wie es ist. Veränderung ist demnach die einzige Konstante, die uns unser Leben bieten kann. Man könnte es deshalb mit einem Fluss vergleichen: Mal ist es ein reißender Strom, mal ähnelt es eher einem gemächlichen Bach. Scheue nicht davor zurück. Versuche, möglichst alles im Leben loslassen zu können, möglichst wenig wirklich zu brauchen, auf wenig angewiesen zu sein und den Fluss der Veränderung voll und ganz anzunehmen. Mach Dich unabhängig von Abhängigkeiten.

Wie das geht? Um Dich diesem Erleben etwas näherzubringen, kann es Dir helfen, Deinen Lebensfluss zu visualisieren. Stell Dich dazu für einen kurzen Augenblick an einen Fluss oder Bach in Deiner Nähe. Beobachte vom Ufer aus die Bewegung des Wassers. Nimm nun für jedes Ereignis in Deinem Leben, welches Dir gerade wichtig erscheint, ein Blatt zur Hand, lege es voller Dankbarkeit aufs Wasser und sieh zu, wie jedes einzelne Blatt sich immer weiter flussabwärts bewegt.

2.9 Zweifel

Zweifel äußert sich in Form wiederkehrender Bedenken, die meist durch Ungewissheit ausgelöst werden, und wirkt auf unser Leben oftmals wie ein „Bremsklotz". Er basiert auf bisher gesammelten Erfahrungen oder den Erzählungen anderer. Dem Zweifel liegt jedoch ebenfalls eine wichtige Funktion zugrunde: Als Schutzmechanismus versucht er, Enttäuschungen zu umgehen oder zu verhindern, dass sie noch einmal eintreten (Burghardt, 2014).

— Du bist Dir nicht sicher, ob Du Erfolg haben wirst? Vergiss nicht: Zu zweifeln bedeutet, dass Du zumindest teilweise an Deinen Misserfolg glaubst. Möchtest Du das?
— Zweifel macht Dich schwächer, als Du tatsächlich bist. Er wird Dir im Wege stehen, wenn Du Deine Ziele verwirklichen willst. Wovon hält Dich Dein „Bremsklotz" ab?
— Zweifelsohne: Zweifel bezieht sich auf etwas, was noch gar nicht eingetreten ist, und verdunkelt damit das Glück der aktuellen Situation. Räume ihm möglichst wenig Platz ein, denn man kann schließlich das Beste hoffen, solange man nicht eines Besseren belehrt wurde. Versetze mit Deinem Glauben an Erfolge Berge, sammle Erfahrungen (auch Misserfolge), lerne daraus und glaube erneut an Deinen angestrebten Erfolg.
— Mach Dir Deine Zweifel zunutze. Frage Dich, woher sie kommen und was sie Dir mitteilen möchten. Setze Dich damit auseinander, wie realistisch diese Zweifel sind und was Du tun kannst, um ihnen den Wind aus den Segeln zu nehmen.
— Zwei(fel): Jede Medaille hat zwei Seiten, beleuchte auch die andere. Kann mir mein Vorhaben auch gelingen? Was wäre, wenn meine Befürchtungen nicht eintreten würden?

- Oft kann es auch hilfreich sein, Zweifel als das anzunehmen, was sie sind: Angst, nicht zu genügen oder Angst, dass die eigenen Fähigkeiten ungenügend sind. Doch was ist „genug"? Wer bestimmt das?
- Zweifel halten Dich im Ungewissen, denn einem ewigen Zweifler wird es selten gelingen, guten Gewissens eine Entscheidung zu treffen oder sich auf etwas festzulegen. Nimmst Du jedoch an, dass es keine richtigen oder falschen Entscheidungen gibt, sondern dass verschiedene Entscheidungen lediglich mit Konsequenzen in verschiedene Richtungen einhergehen, wie viel Bedeutung haben die Zweifel dann noch für Dich?

Zweifelsfrei ist niemand zweifelfrei

Gibt es etwas, das nicht anzuzweifeln wäre? Wohl kaum. Alles kann man in Frage stellen oder aus einer weiteren Perspektive beleuchten. Sofern wir davon ausgehen, dass wir frei nach Sokrates wissen, dass wir nichts sicher wissen, so können wir uns zurücklehnen. Zweifeln gehört – ebenso wie sein Gegenstück, das Vertrauen – zum Leben dazu.

2.10 Erwartungen

Erwartungen im psychologischen Sinne sind Annahmen über zukünftige Ereignisse, die mit einer subjektiv wahrgenommenen Wahrscheinlichkeit eintreten (Wirtz, 2019). Sie werden von all unseren bisher gesammelten Lernerfahrungen bestimmt (Wirtz 2019). Im Alltag begegnen uns Erwartungen allerdings oftmals als eine Wunschvorstellung an eine andere Person oder gar eine Anspruchshaltung ihr gegenüber (Dudenredaktion 2020). Werden diese Annahmen nicht bestätigt und die damit verbundenen Wünsche nicht gestillt, reihen sich Erwartungen häufig neben Missmut und Argwohn ein.

- Erwartungen entspringen häufig dem Quell der Unzufriedenheit. Sie resultieren aus einem ungestillten Bedürfnis und dem damit verbundenen Gefühl des Mangels. Da uns selbst etwas fehlt, auf das wir vermeintlich
nicht verzichten können, entsteht eine Erwartungs-
haltung an uns selbst oder an andere, diese erlebte Ein-
buße auszugleichen.

- „Deine eigene Messlatte": Die Erwartungen, die Du
hegst, sowie Dein Wunsch, Deinen eigenen Erwartungen
oder denen anderer gerecht zu werden, verraten viel über
Dich und das Maß, mit dem Du misst. Viele Erwartungen, die Du an Dich oder andere stellst, lösen bestimmte Gefühle in Dir aus. Prüfe genau, woher Du
diese Gefühle kennst und weshalb sie Dir vielleicht vertraut vorkommen.

- Erwartungen sind immer mit Druck verknüpft. Fordern
wir etwas ein, entsteht Erwartungsdruck, da es plötzlich
zwei Möglichkeiten gibt: Die gestellte Forderung wird
entweder erfüllt oder nicht. Der Druck dient dazu, gegen
das unerwünschte Szenario anzukämpfen. Würden wir
der jeweiligen Situation mit mehr Offenheit begegnen
können und auf Forderungen verzichten, könnte sich
sämtliches Druckgefühl lösen.

- Einige Menschen neigen dazu, den Erwartungen anderer
stets nachkommen zu wollen. Dieses Bestreben kann jedoch schnell zur Last werden. Wenngleich es die Erwartungen anderer sind, die wir erfüllen möchten, ist die
damit einhergehende Belastung lediglich hausgemacht.
Für Deinen empfundenen Druck trägst nämlich Du allein die Verantwortung. Stelle Dir deshalb folgende Fragen: Möchtest Du Dich all diesen äußeren Anforderungen
aussetzen und Dich abmühen, ihnen gerecht zu werden?
Gäbe es auch Alternativen, um dem äußeren Druck aus
dem Wege zu gehen?

– Niemand ist auf der Welt, um so zu sein, wie Du es gern hättest – auch Du nicht. Erlaube Dir und anderen deshalb, Deinen Erwartungen nicht immer nachkommen zu müssen. Das kann Spannungen lösen, in Dir selbst ebenso wie im Kontakt mit Deinen Mitmenschen.

Täuschende Erwartungen

Erwartest Du etwas, dann hast Du bereits eine bestimmte Vorstellung davon. Wird diese Annahme nicht bestätigt, bist Du enttäuscht. Diese „Ent-täuschung" ist jedoch nur ein ganz simpler Realitätscheck: Du hast etwas angenommen, was nicht der Realität entspricht. Die Enttäuschung deckt eine Täuschung auf und öffnet Dir damit die Augen. Das kann schmerzlich sein, keine Frage. Andererseits löst diese Erkenntnis unrealistische Wunschvorstellungen auf und birgt damit das Potenzial, Deine Vermutungen mit den Tatsachen abzugleichen und diesen entsprechend zu begegnen.

2.11 Alltag

Getreu dem Motto „Täglich grüßt das Murmeltier" beschreibt der Alltag die routinierte Gestaltung der Tageszeit und bildet dabei die individuellen Lebensumstände ab (Wirtz, 2019). Die dabei praktizierten Handlungen wiederholen sich mehr oder minder täglich (Dudenredaktion, 2020). Zu den gewohnten Abläufen des Alltags zählen menschliche Grundbedürfnisse wie Schlaf und Ernährung, aber auch soziokulturell geprägte Gewohnheiten wie Arbeit, Freizeit, Konsum, Körperpflege und soziale Interaktionen. Tägliche Anforderungen und Verpflichtungen wie Termine einzuhalten gehören ebenfalls zu den Komponenten des Alltags.

– Der schönste Tag des Jahres soll Dein Alltag sein. Schmücke Deinen Alltag mit den Dingen, die Du liebst, die Dir leicht fallen und Deine Lebenszeit bereichern.

— Werde aktiv und füttere den alltäglichen Lebenshunger mit täglichen Kostbarkeiten: Bereite Dir ein leckeres Frühstück zu, lege genügend Pausen ein, geh Deinen Hobbys nach, sei anderen eine Stütze, verbringe Zeit an der frischen Luft, bewege Dich ausreichend und rede mit Menschen, die Dich bereichern.

— Vom Urlaubs- ins Alltagsparadies: Nicht die zwei Wochen Urlaub, sondern die restlichen 50 Wochen des Jahres machen unser Leben aus. Anstatt gedanklich immer wieder in die Ferne zu schweifen, wird es ein Segen sein, sich an Alltäglichem zu erfreuen.

— Bestenfalls ist der Alltag ein stetiges Wechselspiel aus Arbeit und Freizeit, Produktivität und Erholung, auf Tuchfühlung gehen und Zeit für sich. Um Deine persönliche Balance zu finden, kann es Dir helfen, Deine Bedürfnisse im Blick zu haben: Was brauchst Du gerade? Wonach steht Dir der Sinn? Mache Dich frei von den Vorstellungen anderer und höre auf Dein Bauchgefühl.

— Über den Tellerrand hinausschauen: Alltag klingt im ersten Moment nach festgefahrenen Routinen und dem unüberwindbaren Müßiggang des Lebens. Er kann jedoch auch bedeuten, Dich selbst zu überraschen und bisher unbekannte Erfahrungen zu sammeln. Tagtäglich aufs Neue.

— Hände weg von Selbst- und Alltagsoptimierung: Dein Alltag muss nicht immer strukturiert und ereignisreich sein. Natürlich freuen wir uns über einen produktiven Montagmorgen oder eine ausgelassene Samstagnacht. Aber auch ein vertrödelter Sonntagnachmittag, an dem wir einfach in den Tag hineinleben, kann durchaus bereichernd sein. Anstatt Angst zu haben, etwas zu verpassen, kannst Du es auch genießen, Verabredungen und To-dos hinter Dir zu lassen. Aus der fordernden, perfektionistischen „fear of missing out" – der Angst, etwas zu

verpassen – wächst so die befreiende „joy of Missing out" – die Freude, etwas zu verpassen.
- Alltag alla italiana: Die Tasse Cappuccino oder die großartige selbstgemachte Pasta mit Familie und Freunden, der Spaziergang im Schatten der Olivenbäume in der Sommerhitze, Lachen, gute Gespräche, vor allem aber das „dolce far niente" – genieße auch Du das süße Nichtstun.
- Last but not least sagen wir es mit Picasso: Kunst wäscht den Staub des Alltags von der Seele. Verabschiede Dich vom Staub. Gib jedem Tag die Chance, der schönste Deines Lebens zu werden. Male Dein Leben bunt. Fülle es mit Liebe, Musik, schöner Kleidung, magischen Momenten. Wage es, Deine Träume zu leben.

Marmeladenglas für die schönen Momente

In unserer schnelllebigen und hektischen Zeit kann es uns immer wieder passieren, dass wir vergessen, wie bereichernd unser Leben ist. Nimm Dir ein großes Einweckglas zur Hilfe: Dieses kannst Du nach Herzenslust mit Fotos, Tickets, Postkarten, Briefen oder anderen Erinnerungsstücken füllen. Du wirst erstaunt sein, wie viel Schönes sich in diesem Glas sammeln wird. Öffne in schweren Momenten Deinen heimlichen Schatz und vergegenwärtige Dir, wie dankbar Du für diese Erfahrung oder jenes Erlebnis warst.

2.12 Verletzung

Eine Verletzung ist eine mit Schmerz oder Ärger verbundene, unangenehme Gefühlsreaktion einer Person auf ein unerwünschtes Ereignis (Wirtz, 2019). Verletzungen können sowohl durch eigene als auch durch Handlungen anderer initiiert werden und sind nicht per se mutwillig. Demnach gilt es, zwischen willentlichen und unbeabsichtigten Verletzungen zu unterscheiden. Eine besondere

Form der Verletzung stellt die Kränkung dar, welche durch absichtsvolle Angriffe des Gegenübers hervorgerufen wird und sich auf die Ehre, die Werte oder die Gefühle der gekränkten Person beziehen können (Schreyögg, 2014). Da diese Form der Verwundung oftmals Einfluss auf die Selbstachtung und das Selbstwertgefühl nimmt, spricht man auch von einer Verletzung der psychischen Integrität (Wirtz, 2019).

— Nicht jede Verletzung, die uns widerfährt, können wir verhindern. Oftmals geben wir anderen jedoch erst die Möglichkeit, uns zu kränken. Dabei lassen wir ungewollt einen Grenzübertritt zu. Als hilfreich kann es sich deshalb erweisen, sich mit folgender Frage auseinanderzusetzen: Aus welchem Grund lassen wir die Verletzung zu?

— Oftmals kommt erschwerend hinzu, dass Verletzungen immer wieder geschehen, wenn wir außerstande sind, unsere Grenzen klar zu setzen und sie zu wahren. Ursächlich hierfür können persönliche Ängste sein wie beispielsweise die Angst vor Zurückweisung, die Sorge, nicht ernst genommen oder geliebt zu werden, sowie das Unbehagen davor, eine Verletzung zuzugeben. Diese Ängste können uns zusätzlich zu der erlebten Verletzung schwächen.

— Viele verschiedene Personen können ein- und denselben Satz aussprechen, doch er kann uns unterschiedlich heftig treffen. Liegt uns eine Person am Herzen oder sind wir ihr sehr nahe, lässt uns das besonders empfindsam sein. Demnach ist unsere Verletzlichkeit auch ein guter Indikator dafür, wie nah uns eine Person steht.

— Das Gefühl der Verletztheit bringt uns unserer Selbsterkenntnis ein kleines Stück näher. Fühlen wir uns verletzt oder gekränkt, offenbaren sich uns unsere „wunden Punkte". Was uns verletzt, ist ein für uns relevantes Thema. Demzufolge ist man an dieser Stelle selbst und nicht die andere Person gefragt: Setzen wir uns mit diesen verletzlichen Themen auseinander, können unsere inneren Blessuren heilen. Eine Wunde zu schließen bedeutet damit gleichsam, sich vor zukünftigen Verletzungen zu schützen. Trifft das gesagte Wort des anderen oder dessen Handlungen keinen schmerzlichen Punkt mehr in uns, bleiben vielleicht Narben, aber keine Schmerzen mehr zurück.

– Bist Du verletzt oder leidest Du? Das macht einen gravierenden Unterschied. Bist Du verletzt, hat Dich etwas just im Moment getroffen. Leid entsteht erst in der dauerhaften Beschäftigung mit der erlittenen Verletzung. Bist Du nachtragend oder möchtest Vergeltung üben, wird aus „kurz und schmerzvoll" ein selbstgewähltes langwieriges Leiden. (Warum) Möchtest Du das? Welche Angst hindert dich daran, die Verletzung hinter Dir zu lassen?

Ob ein Pflaster da wohl reicht?

Die Schürfwunde am Knie verlangt kein großes Zutun von Dir. Nachdem Du sie gut versorgt hast, übernimmt Dein Körper den übrigen Teil der Arbeit. Hat Dich jedoch eine Aussage oder Handlung einer Person verletzt, wird ein Pflaster wohl kaum ausreichen, da die Verletzung von alleine nicht heilen wird. Viele Verletzungen können wir nur bis zu einem gewissen (wunden) Punkt mit uns selbst ausmachen. In solch einem Fall kann es Dir helfen, dies klar zu kommunizieren. Indem wir Befürchtungen, Missverständnisse und Illusionen aus dem Weg räumen, nehmen wir Verletzungen den Nährboden und pflanzen stattdessen Verständnis.

Literatur

Burghardt, B. (2014). *Gelassenheit gewinnen. 30 Bilder für ein starkes Selbst*. Springer.

Dudenredaktion. (2020). *Duden – Die deutsche Rechtschreibung: Das umfassende Standardwerk auf der Grundlage der aktuellen amtlichen Regeln*. Bibliographisches Institut.

Eifert, G. H. (2011). *Akzeptanz- und Commitment-Therapie (ACT)*. Hogrefe.

Ennenbach, M. (2017). Loslassen lernen ist entscheidend. In Ders (Hrsg.), *Inspiration in 108 Leitsätzen*. Springer.

Kafka, F. (o.J.). https://www.aphorismen.de/zitat/5306. Zugegriffen am 21.07.2021, 12:11.

Lux, U., & Walper, S. (2016). Partnerschaftsbeziehungen nach einer Trennung. Vor- und Nachteile gegenüber ersten Liebesbeziehungen. *Psychotherapeut, 61*, 22–28.

Schreyögg, A. (2014). Strukturelle Kränkungen als Thema im Coaching. *Organisationsberatung, Supervision, Coaching, 21*, 343–352.

Spitzer, N. (2016). *Perfektionismus und seine vielfältigen psychischen Folgen. Ein Leitfaden für Psychotherapie und Beratung*. Springer.

Stahl, S. (2015). *Das Kind in dir muss Heimat finden*. Kailash.

Steffen, A. (2019). *Impulse zur eigenen Veränderung. Selbstcoaching mit dem Prinzip von Weniger und Mehr*. Springer.

Wirtz, M. A. (2019). *Dorsch – Lexikon der Psychologie*. Hogrefe.

3

Kommunikation

„Gehe hundert Schritte in den Schuhen eines anderen, wenn Du ihn verstehen willst." (indianisches Sprichwort)

3.1 Einleitung

Kommunikation ist mehr als Sprechen und Zuhören. Sie bringt uns Menschen einander näher, wenn wir die wichtigsten Säulen nicht außer Acht lassen: Empathie, Rücksicht, Authentizität und Offenheit.

Wenn Du kommunizierst, übermittelst Du Botschaften. Wenn Du Komplimente aussprichst, verteilst Du kostenlose Geschenke. Sei heute besonders großzügig, lass Weihnachten und Geburtstage ineinander verschmelzen und erfreue Dich an den Reaktionen, die Du daraufhin erhältst.

Eines noch: Wenn es auf dieser Erde ein Allheilmittel gibt, so lautet es Verständnis. Verständnis für uns selbst, Verständnis für unsere Mitmenschen. Und die Kommunikation dient dazu, das gewonnene Verständnis mit anderen zu teilen.

© Der/die Autor(en), exklusiv lizenziert durch Springer-Verlag GmbH, DE, ein Teil von Springer Nature 2022
A. Hüttner, C. Hübner, *Eine Anleitung zum Glücklichsein*, https://doi.org/10.1007/978-3-662-64247-4_3

3.2   Kommunikation

Kommunikation setzt sich aus drei Komponenten zusammen: einem Sender, einem Empfänger und einer Botschaft, die zwischen beiden übertragen wird (Stumm & Pritz, 2007). Dies geschieht entweder nonverbal – über die Mimik, die Gestik und die Stimme – oder verbal. Zusätzlich zur Vermittlung von Informationen werden auch Gefühle, Überzeugungen sowie zwischenmenschliche Aspekte weitergegeben (Wirtz, 2019). Authentischer Selbstausdruck und emphatisches Zuhören können einer Kommunikation zum Gelingen verhelfen (Rosenberg, 2016).

– Wir können niemals nicht kommunizieren. So sehr Du Dich auch darum bemühen wirst, es wird Dir nicht gelingen. Selbst mit einem ausweichenden Schweigen oder einem sorgenvollen Blick kommunizierst Du. Frage Dich daher: Was willst Du kommunizieren? Wie möchtest Du das transportieren?

– Kommunikation öffnet Pforten, während sie gleichzeitig Mauern errichten kann: Einerseits öffnet sie uns die Tür zur Außenwelt. Sie ist der Schlüssel zu einem Miteinander. Mit Hilfe dieses Austausches ermöglichen wir es uns, an den Gedanken und Gefühlen anderer teilzuhaben und unsere eigenen Erfahrungen und Erlebnisse mitzuteilen. Andererseits kann sie jedoch auch eine Barriere sein. Erinnerst Du Dich an den letzten Streit mit Deinem Partner, an die heftige Diskussion mit einer guten Freundin oder die Vorwürfe Deiner Eltern? In diesen Situationen halten wir Wissen und Gefühle zurück und entfernen uns von unserem Gegenüber.

– Jede Person leistet ihren Beitrag zu einer gelingenden Kommunikation. Zu einem gewissen Teil kannst Du die Kommunikation beeinflussen, indem Du bestimmst, was Du sagst. Wie es hingegen bei Deinem Gegenüber ankommt, liegt nicht in Deiner Hand.

— Manchmal redet man viel und sagt dabei nur wenig. Solange Du abschweifst oder große Worte benutzt, wird es schwer sein, Deinen Standpunkt nachvollziehen zu können. Hilfreicher ist es, Dich mit einfachen Worten auszudrücken und besonders Deine Gefühle und Bedürfnisse, die sich hinter Deiner Botschaft verstecken, klar und präzise auf den Punkt zu bringen.

— „Reden ist Silber, Schweigen ist Gold": Kommunikation hat viel mit einer inneren Haltung zu tun. Bevor Du sprichst, könntest Du Dir Folgendes überlegen: Ist das, was ich mitteilen möchte, wirklich wichtig? Ist es wahr? Geht es mit Wertschätzung und Respekt einher?

— „Sprichst Du meine Sprache?": Wahrscheinlich sind Dir schon Menschen begegnet, mit denen Du Dich auf Anhieb gut verstanden hast. Die Verständigung mit ihnen war ein Kinderspiel. Du hattest vielleicht das Gefühl, diese Personen sprächen Dir aus der Seele. Und obendrein schien es Dir, als würdest Du sie schon ewig kennen. Je ähnlicher Deine Kommunikation der Deines Gegenübers ist, desto leichter werdet Ihr Euch verstehen.

Gewaltfreie Kommunikation

Nach Rosenberg (2016) sind Konflikte die Königsdisziplin der Kommunikation, da sie häufig durch das Äußern von Urteilen, Vergleichen, Forderungen oder einer unbegründeten Anspruchshaltung einer friedvollen Lösung im Weg stehen. Eine besondere Form der klärenden Gesprächsführung stellt die Gewaltfreie Kommunikation nach Marshall B. Rosenberg dar. Sie ermöglicht es, auch im Rahmen einer kritischen Auseinandersetzung die Wertschätzung innerhalb einer Beziehung zu betonen und so den Wunsch nach Kooperation zu verdeutlichen. Möchte man in einen gewaltfreien Dialog treten, sind folgende vier Schritte von

Relevanz: Zu Beginn ist es hilfreich, konkrete und gleichsam wertfreie Beobachtungen zu schildern. Daran anknüpfend sollen die erlebten Emotionen benannt werden, ohne dass diese interpretiert werden. Da sich hinter diesen Gefühlen oftmals Bedürfnisse verbergen, gilt es anschließend, diese auszuführen. Ein letzter Schritt beinhaltet das Formulieren konkreter Bitten. Zum leichteren Verständnis kann man sich deshalb folgendes Kommunikationsmuster merken: „Wenn ich A sehe (Beobachtung), dann fühle ich B (Gefühl), weil ich C brauche (Bedürfnis). Deshalb möchte ich jetzt gerne D (Bitte)."

3.3   Exkurs Kommunikation

Jessica Mascher, Psychotherapeutin in Ausbildung

„Man kann nicht nicht kommunizieren." (Paul Watzlawick, 2000, S. 53)

Oder etwa doch? Einer meiner ersten stationären Patienten litt unter einer chronischen Depression, genauer gesagt einer Dysthymie. Dieser Begriff bezeichnet eine milder ausgeprägte und über mehr als zwei Jahre anhaltende Depression. Du fragst Dich sicherlich, was eine Dysthymie nun mit Kommunikation zu tun hat. Ich möchte es Dir erklären.

Als wir uns kennenlernten, war Herr M. 61 Jahre alt und noch niemals mit Psychotherapie in Berührung gekommen. Auf die Frage, wie es ihm gehe, antwortete er pflichtbewusst und zählte mir die Dinge auf, die er innerhalb der letzten Woche gemacht hat. Die Quintessenz war: „Es geht mir gut." Er wirkte sehr zurückhaltend, fast schon extrem schüchtern und gleichzeitig warmherzig. Im Stationsalltag war er anfangs kaum wahrnehmbar und sehr zurückgezogen. Sein soziales Umfeld war nahezu nicht existent,

und dennoch funktionierte er: Er engagierte sich seit Jahr-
zehnten ehrenamtlich und hatte einen verantwortungs-
vollen Job, gleichzeitig ließ er seine Verpflichtungen schlei-
fen bis zu dem Punkt, an dem er seine Wohnung verlor und
bei uns landete. Ich gebe zu, mich irritierte diese Kombina-
tion, also versuchte ich, mehr Licht ins Dunkel zu bringen:
Zwei Jahre zuvor war seine Mutter verstorben. Seitdem gab
es mehrere Tiefs und Herrn M. entglitten zunehmend seine
Alltagsgeschäfte. Doch es dauerte noch einige Sitzungen,
bis ich eine bessere Idee davon bekam, was in Herrn M. vor-
ging. Wir zeichneten eine Lebenslinie auf: Herr M. hatte
im Alter von 11 Jahren überraschend seinen 17-jährigen
Bruder verloren. Aus Rücksicht auf seine Eltern behielt er
seine Trauer für sich – bis heute. „Danach war nichts mehr
so wie vorher." Das Gefühl, unter einer Käseglocke oder
hinter einer Mauer zu sein, vom Rest der Welt abgeschnitten,
ist typisch bei einer chronischen Depression. Ohne sich
dessen bewusst zu sein, war Herr M. fast sein ganzes Leben
lang unter dieser Käseglocke, nicht in der Lage, Kontakte
aufzunehmen und außerstande, offen zu kommunizieren.
Wir sprachen über die schmerzlichen Verluste und über die
Dinge, die ihm Halt gaben. Seine rapide Entwicklung bin-
nen weniger Wochen war beeindruckend: „Es ist, als wäre
ein Knoten geplatzt und plötzlich kann alles heraus."
Natürlich flossen in unseren Gesprächen viele Tränen, aber
er betonte oft das Gefühl der Erleichterung. Im Stationsalltag mauserte er sich zu einem wichtigen Ansprechpartner
für die Mitpatient*innen, und meine Kolleg*innen
schwärmten von seiner Motivation und Hilfsbereitschaft.
Er kontaktierte seine Arbeitsstelle, seinen Verein, in dem er
ehrenamtlich tätig war, seinen einzigen Freund, teilte sich
ehrlich mit und erfuhr von allen Seiten Unterstützung.

Herr M. hab die Käseglocke zunächst vorsichtig an, dann
immer weiter, und er erkannte, dass außerhalb etwas war-

tete: Verständnis, Empathie, Wertschätzung und helfende Hände. Er brachte den Mut auf, sich zu öffnen und zu kommunizieren.

Man kann also nicht kommunizieren? Nicht aktiv zu kommunizieren sendet ebenfalls ein Signal aus. Das kann ganz unterschiedlich ankommen: von Desinteresse bis hin zu „es geht mir gut und ich brauche keine Unterstützung von Dir". Betrachtet man die Definition, dass Kommunikation lediglich der Austausch von Informationen ist, findet somit auch im Nichtstun und Nichtssagen Kommunikation statt, jedoch ist der Spielraum für Interpretationen sehr groß und ebenso die Gefahr für Missverständnisse. Die Frage ist also weniger, ob wir kommunizieren, sondern was wir brauchen und uns von unserem Gegenüber wünschen.

3.4   Verständnis

Verständnis ist die Kompetenz, sich in etwas oder jemanden hineinversetzen zu können (Dudenredaktion, 2020). Zusätzlich geht es mit der Fähigkeit zur Perspektivübernahme einher, die es ermöglicht, Hintergründe nachvollziehen, Zusammenhänge begreifen und Schlussfolgerungen treffen zu können (Tewes & Wildgrube, 2016). Während sich das psychologische Erklären den objektiven Ursachen widmet, befasst sich das Verständnis mit den subjektiven Gründen und rekonstruiert damit die Innensicht eines Handelnden (Tewes & Wildgrube, 2016). Verständnis geht mit einem liebevollen Blick auf die Welt einher, denn Verständnis für uns und andere löst inneren Frieden aus.

– Sprechen wir von Verständnis, bedeutet dies, eine andere Person vollständig (an)erkennen zu können. Dabei geht es nicht darum, Annahmen über sie zu treffen oder

Urteile zu fällen. Vielmehr bietet Verständnis eine Grundlage, die es erlaubt, alle Bewertungen fallen zu lassen.

- Verstehen wir eine andere Person, zeigen wir großes Einfühlungsvermögen. Dadurch fühlen wir uns unserem Gegenüber näher und schaffen mehr Tiefe in unseren Beziehungen: Je größer das Verständnis für unsere Mitmenschen ist, desto eher sind wir in der Lage, erfüllende Freund- und Partnerschaften zu führen.

- Verstehen wir eine andere Person, tauchen wir vollständig in ihre Welt ein und erkunden für uns vielleicht bisher fremde Gewässer. Wir begeben uns dabei auf das (Lebens-)Schiff dieser Person, lassen sie den Kurs bestimmen und die Segel hissen. Welle für Welle gelingt es uns, ihrem Sextanten zu folgen: nachfragen, zuhören, nochmals nachfragen und erneut zuhören, bis wir sie verstanden haben.

- Ebenso wie wir uns anderen Menschen gegenüber verständnisvoll zeigen können, ist es möglich, uns selbst mit Verständnis zu begegnen. Je besser wir uns selbst verstehen lernen, desto leichter wird es uns fallen, anderen Verständnis entgegenzubringen.

„Don't criticize what you can't understand." (Bob Dylan)

Wir sollten unsere Mitmenschen nicht für etwas kritisieren, was wir nicht verstehen können, denn es gibt gute Gründe, weshalb die Menschen so handeln, wie sie es tun. Wir haben die Möglichkeit, diese Gründe nachzuvollziehen, wenn wir nach und nach ihre Perspektive einnehmen. Sobald wir 100 Schritte in ihren Schuhen gehen, die Welt mit ihren Augen sehen, können wir jede ihrer Handlungen verstehen. (Und dann brauchen wir sie dafür auch nicht mehr zu kritisieren.)

3.5 Rücksicht

Rücksicht beschreibt die Feinfühligkeit, sowohl die Interessen als auch die Bedürfnisse und Gefühle anderer zu erkennen und sie in die eigenen Entscheidungen und Handlungen einzubeziehen (Dudenredaktion, 2020). Sie zeigt sich als ein gesundes Maß an Selbstlosigkeit im Denken, Fühlen und Handeln (Wirtz, 2019). Rücksichtsvolle Handlungen setzen Empathie und Verständnis voraus. Zudem kann Rücksichtnahme prosoziales Verhalten begünstigen, indem es einer anderen Person oder der Gemeinschaft zugutekommt (Wirtz, 2019).

– Rücksicht bedeutet, einen Kompromiss zwischen den Gefühlen und Interessen einer anderen Person und unseren eigenen zu finden. Entsprechend hat Rücksicht oftmals auch etwas mit Verzicht zu tun: Nehmen wir Rücksicht auf die Bedürfnisse der anderen Person, ist es gut möglich, dass wir unsere eigenen Bedürfnisse hinten anstellen müssen.
– „Viel hilft viel": Schon von klein auf wird uns beigebracht, dass es sich als besonders hilfreich erweist, möglichst viel Rücksicht auf andere zu nehmen. Vor dieser Form der Selbstaufgabe ist jedoch Vorsicht geboten. In erster Linie ist es wichtig, uns selbst dabei nicht zu vergessen.
– Nimmst Du nur Rücksicht auf andere, bist Du rücksichtslos Dir selbst gegenüber. Auch Deine Bedürfnisse sind wichtig, lass diese nicht unbeachtet. Wäge ab, wie viel Rücksicht Du auf andere nehmen möchtest. Bleibe dabei authentisch und sei nur so rücksichtsvoll, wie Du es mit Deinen Interessen und Wünschen vereinbaren kannst.
– Deine Rücksichtnahme kann dazu führen, dass Du Erwartungen an andere stellst. Du wünschst Dir ver-

ständlicherweise eine ebensolche Rücksichtnahme. Um das Aufkeimen unerfüllter Erwartungen zu umgehen, ist es hilfreich, nur so viel Rücksicht zu nehmen, wie Du – auch ohne eine Gegenleistung zu verlangen – nehmen willst.

Spekulatius und Spekulation

Möchtest Du Rücksicht nehmen, spekulierst Du, welche Bedürfnisse Dein Gegenüber haben könnte. So kann es sein, dass Du jemandem lediglich einen vermeintlichen Gefallen tust. Vermeintlich deshalb, weil gut gemeint nicht immer gut gemacht ist und die andere Person Deinen Gefallen gar nicht als diesen wahrnehmen kann. So verzichte ich beispielsweise auf die letzten drei Spekulatius, um Dir einen Gefallen zu tun, doch Du magst gar kein Karamellgebäck und isst sie nur aus Höflichkeit. In solchen Situationen kann es helfen, Dein Dilemma offen zu thematisieren. Frage nach den Bedürfnissen Deines Gegenübers und formuliere ebenso klar, wo die Deinigen liegen.

3.6 Verantwortung

Übernimmt man für etwas die Verantwortung, steht man für das Geschehene ein (Dudenredaktion, 2020) und trägt die Konsequenzen des eigenen Handelns (Wirtz, 2019). Mündigkeit gilt als Voraussetzung für verantwortungsbewusstes Handeln (Stumm & Pritz, 2007). Richtungsweisend für das Verantwortungsgefühl sind ethische Standards, moralische Grundsätze oder bestimmte Persönlichkeitseigenschaften wie beispielsweise ein stark ausgeprägtes Pflichtbewusstsein und Gewissenhaftigkeit.

– An einem Geschehen sind meist mehrere Parteien beteiligt. Betrachten wir beispielsweise einen Dialog, gehören dazu zwei Kommunikationspartner. Jeder Partner ist dabei zu genau 50 % für dieses Gespräch verantwortlich. Nicht mehr, aber eben auch nicht weniger.

– Manche Menschen neigen dazu, Verantwortung für andere zu übernehmen. In einigen Bereichen des Lebens ist dies durchaus sinnvoll: So übernehmen Eltern für eine gewisse Zeit die Verantwortung für ihre Kinder oder der Vorgesetzte für seine Mitarbeiter.

– Generell gilt es jedoch, Deine Verantwortung auf Dein Handeln, Deine Gedanken, Deine Worte, Deine Wahrnehmung und damit auf all jene Dinge zu beschränken, die Du direkt beeinflussen kannst. Wenn wir Verantwortung für unser Handeln und Tun übernehmen, schreiben wir uns gleichsam dessen Folgen zu. Sind wir mit diesen Konsequenzen unzufrieden, haben wir die Möglichkeit, an diesen Dingen zukünftig etwas zu ändern.

– Weigern wir uns, für etwas die Verantwortung zu übernehmen, können wir leicht in der Opferrolle landen. Gehen wir davon aus, dass uns etwas angetan wurde, wir aber gar nichts dafür können, fühlen wir uns schnell ohnmächtig und hilflos. Entsprechend hilfreich ist es, sich mit seinem eigenen Beitrag auseinanderzusetzen und damit verantwortungsbewusst umzugehen.

– Es gibt aber auch viele Dinge, für die wir keine Verantwortung zu tragen brauchen, da sie nicht in unseren Handlungsspielraum fallen. Wir haben auf sie keinen Einfluss, denn sie können durch unser Zutun nicht verändert werden. All diese Dinge sollten wir akzeptieren lernen und loslassen.

– Ausflug in den Körper: Menschen, die viel Verantwortung tragen, erleben dieses Pflichtgefühl auch in ihrem Körper. Das Gewicht der Verantwortung lastet oftmals schwer auf deren Schultern. Häufig sind deshalb ihre sogenannten Verantwortungsmuskeln, ein Bereich der Schulter- und Nackenmuskulatur, dauerhaft aktiv. Spüre genau in Deinen Körper hinein: Wo nimmst Du Verspannungen, Enge oder Schmerzen wahr?

– Verantwortungsgefühl kann uns beängstigen. Übernehmen wir Verantwortung für bestimmte Aufgaben, sind wir gewissermaßen in der Rechenschaftspflicht. Wir können für die Folgen dessen zur Verantwortung gezogen werden. Stellt dies ein Hindernis in Deinem Leben dar, setze Dich mit Deinen Ängsten und persönlichen Hindernissen auseinander.

Wenn die Fetzen fliegen

Besonders in einer Konfliktsituation kann es eine große Herausforderung darstellen, verantwortungsvoll zu handeln. Die Gemüter sind erhitzt, die Gefühle kochen. Oft nehmen Schuldzuweisungen und Rechtfertigungen überhand. Das beste Gegenmittel ist Verantwortung: Versuche, Dein Gegenüber zu verstehen, dessen Gefühle anzuerkennen und diese anzunehmen. Mach dies transparent, bevor Du weitere Argumente in den Kochtopf wirfst, und freue Dich anschließend auf ein Dinner for Two.

3.7   Kompliment

Ein Kompliment ist eine schmeichelhafte Aussage, die die Vorzüge einer Person hervorheben möchte (Dudenredaktion, 2020). Diese als Lob und Anerkennung formulierte Äußerung kann sich dabei auf das Erscheinungsbild, aber auch auf bemerkenswerte Eigenschaften oder Leistungen des Gegenübers beziehen. Zumeist wird es als angenehm und erfreulich erlebt, ein Kompliment zu erhalten. Macht eine Person einer anderen ein Kompliment, signalisiert dies Wohlwollen und Zuwendung.

– Authentische Komplimente sind in Worte verpackte Geschenke, die gratis sind. Sie zaubern Deinem Gegenüber ein Lächeln ins Gesicht. Je mehr Komplimente wir verschenken, desto reicher wird auch unser Leben.

- Wir können Komplimente annehmen und uns an ihnen erfreuen. Vielleicht mögen wir diesen Vorzug ebenfalls an uns, vielleicht sind wir jedoch auch überrascht, dass eine andere Person gerade diese Facette an uns wahrnimmt und sie ihr gefällt.

- Wir können befürchten, dass Komplimente nicht ernst gemeint sind oder uns gar schaden sollen. Doch alles im Leben können wir für uns oder gegen uns verwenden: Wenn wir uns selbst bei Komplimenten, die wir erhalten, schlechter fühlen, ist es augenscheinlich unser Ziel, uns schlecht zu fühlen. Dieses Ziel sollten wir deshalb hinterfragen.

- Komplimente bringen Personen einander näher. Dennoch geht vielen Menschen ein kritischer Satz viel leichter über die Lippen als ein Kompliment. Dafür kann es unterschiedliche Beweggründe geben. Oft haben wir Angst vor der Reaktion oder schämen uns, unsere Empfindungen offenzulegen. Wenn wir jedoch mutig sind und trotz der Angst Komplimente aussprechen, schaffen wir damit eine Grundlage für einen intensiven und angenehmen Kontakt.

Mehr Komplimente

Erinnerst Du Dich noch an das wohlig warme Gefühl, welches Du verspürtest, als Dir jemand ein Kompliment machte? Ja? Dann nutze diese Erinnerung und teile auch Du mit anderen Menschen, was Du besonders an ihnen schätzt. Wichtig dabei ist, ehrlich zu sein und keine Floskeln zu verwenden. Überlege Dir, was Du an der Person magst, weshalb sie Dir besonders ans Herz gewachsen ist, und teile diese Gedanken und Gefühle mit ihr. Das Gleiche gilt auch für Begegnungen mit Personen, die Du noch nicht kennst. Auch hier kannst Du versuchen, Dinge zu benennen, die Dir an ihnen gefallen.

3.8   Offenheit

Neben Gewissenhaftigkeit, Extraversion, Verträglichkeit und Neurotizismus zählt Offenheit zu den fünf Hauptfaktoren der Persönlichkeitsdimensionen, den Big Five (Goldberg, 1990). Eine offene Haltung ermöglicht es, dem Leben flexibel und wagemutig zu begegnen (Wirtz, 2019). Zugleich schützt sie davor, sich von Vorurteilen, Konformität und Konventionalität täuschen zu lassen (Fehr, 2006). Begleitet wird diese Offenheit von Werten wie Abenteuerlust und Experimentierfreude sowie dem Wunsch nach Selbstbestimmung (Tretter, 2016). Vor allem im Dialog kann es neue Perspektiven eröffnen, dem Gesprächspartner unvoreingenommen und neugierig zu begegnen.

- Heutzutage gehört es fast schon zum guten Ton, „open minded" zu sein. Man interessiert sich für andere Kulturen, möchte neue Reiseziele entdecken und schätzt die kulinarische Vielfalt. Dabei bezieht man sich eher auf eine intellektuelle Neugier. Die viel wichtigere Frage ist jedoch: Wer kann sich auch als „open hearted" bezeichnen?
- Je offener Du das zum Ausdruck bringst, was Dir (schwer) auf der Seele liegt, desto intimer wird ein Gespräch. Teile mit anderen, was Dich beschäftigt oder bewegt. So kannst Du sicher sein, dass Ihr nicht über Oberflächliches oder Belangloses sprecht, sondern Euch gegenseitig einen Teil Eurer selbst offenbart.
- Trage Dein Herz auf der Zunge: Ein offener Umgang mit Gefühlen und Kognitionen ist alles andere als einfach. Sprich über das, was Dich bewegt oder erstarren lässt. Dazu gehört viel Mut, der aber in aller Regel belohnt wird: Öffnest Du Dich, erleichterst Du es anderen, Verständnis für Dich zu entwickeln.

– Häufig meinen wir, etwas nicht zeigen zu dürfen. Wir glauben, dass wir Fehler und Mängel haben, die wir verbergen müssten. Solange wir davon ausgehen, wird es kaum möglich sein, uns offen und transparent zu zeigen. Hinter dieser Intransparenz verbergen sich Sorgen und Ängste: Was willst Du geheim halten? Was befürchtest Du dabei?

– Sind wir offen uns selbst und anderen gegenüber, gefährden wir unsere vermeintliche Unantastbarkeit. Wir nehmen uns die Möglichkeit, uns dahinter zu verstecken. Beziehen wir Stellung, äußern unsere Meinung oder zeigen unsere wunden Punkte, machen wir uns angreifbar und verletzlich. Wozu wir dieses Risiko eingehen sollten? Um Gleichgesinnte schneller zu erkennen und um zu erfahren, wer uns wohl gesonnen ist.

– Viele Menschen gehen Unannehmlichkeiten gern aus dem Weg und scheuen deshalb die Konfrontation. Allerdings bieten genau diese Auseinandersetzungen die Möglichkeit zur Klärung, wenn beide Parteien sich offen zeigen dürfen und können. Harmoniestreben und die damit verbundene Konfliktvermeidung sorgen oftmals nur dafür, dass Konflikte weiterhin schwelen und das Feuer anderweitig, anderzeitig entfacht wird.

– Neu-gier: Wenn Du neue Erfahrungen machen möchtest, darfst Du nicht auf Altbewährtes setzen. Tanze aus der Reihe und in den April statt in den Mai. Engstirnigkeit ist fehl am Platz, wenn Du eine Dir bisher unbekannte Person wirklich in ihrer Einzigartigkeit kennenlernen möchtest. Öffne Dich den Ansichten der anderen Personen, höre „open hearted" und „open minded" zu und lerne dabei ihre Andersartigkeiten voller Neugier kennen und schätzen.

Tabu(larasa)

Gewisse Themen sind noch immer ein Tabu. So entsteht das Bild, es gäbe sie gar nicht. Beispielsweise schämen sich Menschen noch immer, offen über ihre Depression, ihre Sucht oder traumatischen Erfahrungen zu sprechen. Beschäftigen diese Dinge sie jedoch, fühlen sie sich schnell allein. Umso wichtiger ist es, über alle Themen zu sprechen, um die Du eine hohe Mauer des Schweigens errichtet hast. So findest Du Menschen, mit denen Du Dein Schicksal teilst, kannst von Erfahrungen anderer profitieren und findest hilfreiche Ratschläge.

3.9   Vergebung

Anders als es der Ausspruch „vergeben und vergessen" vermuten lässt, verbirgt sich hinter Vergebung folgende Haltung: Eine vergebende Person fasst den willentlichen Entschluss, dem Gegenüber das schuldhafte Verhalten nicht länger vorzuwerfen; die Verletzung an sich wird dabei jedoch nicht relativiert (Kämmerer, 2011). Man kann verschiedene Formen der Vergebung voneinander abgrenzen: Das rationale Vergeben beruht eher auf einem intellektuell-theoretischen Verständnis, emotionale Vergebung hingegen wird als Gefühl von Gelassenheit und innerer Befreiung kenntlich (Hedlund, 2011). Vergebung trägt als prosoziale Veränderung zum persönlichen Wohlbefinden bei (Wirtz, 2019).

– Vergebung passiert nicht von jetzt auf gleich. Sie ist ein umfangreicher Prozess, der damit beginnt, die geschehene Verletzung anzuerkennen: Du darfst Dich verletzt fühlen, gesteh Dir das selbst zu. Nun kannst Du alle mit der Verletzung verbundenen Gefühle (aus)leben. Dabei können Mitgefühl und Fürsorge für Dich selbst eine große Unterstützung sein.

– Natürlich gibt es gute Gründe, warum Menschen so handeln, wie sie es tun. Um aufrichtig verzeihen zu können, hilft es, die Gegenperspektive einzunehmen, um so ein größeres Verständnis für deren Handlungen zu gewinnen. Tausche Dich dazu mit den Personen aus, denen Du bestimmte Verhaltensweisen nicht verzeihen kannst. Was hat sie dazu bewegt, so zu handeln? Was war deren Motiv? Wage diesen Schritt jedoch erst, wenn Du Dich ausgiebig Deinen Gefühlen gewidmet hast, sonst übergehst Du Dich selbst.

– Nur Du allein entscheidest, ob Du einer anderen Person vergeben möchtest und wann der richtige Zeitpunkt dafür gekommen ist. Dabei ist es wichtig, dass diese Entscheidung Deiner Intuition folgt und nicht Deinem Verstand. Niemand kann für Dich festlegen, ob es für Deinen Lebensweg hilfreicher ist, Dich in Vergebung zu üben.

– Bist Du gewillt zu vergeben, ist es schlussendlich wichtig, diese Vergebung auch in einem neuen Verhalten sichtbar zu machen. Abgestandener Groll hat an diesem Punkt des Vergebens nichts mehr zu suchen. Auch hier liegt es an Dir, ob Du Dich der Person annäherst und Dich mit ihr versöhnen möchtest oder ob Du es für klüger hältst, Dich von ihr zu distanzieren.

Vergeben wird nicht vergebens sein

Vergibst Du einer Person, ist das nicht vergebens, sondern Du erfährst dadurch eine viel größere Befreiung als Dein Gegenüber. Denn wenn Du verzeihst, schaffst Du in Deiner inneren Welt Frieden. Außerdem stimmt es Dich selbst milde, wenn Du anderen verzeihen kannst. Natürlich ist es nicht immer leicht, jemandem zu vergeben. Manchmal trägt man einem Menschen etwas sehr lange nach. Vergegenwärtige Dir, was Deinen inneren Frieden stört, mithilfe dieser Fragen: Welchen Personen kannst Du bislang ein bestimmtes Verhalten nicht verzeihen? Was hindert Dich daran, ihnen zu vergeben? Was müsste geschehen, damit Dir die Vergebung leichter fällt?

3.10 Empathie

Empathie erzeugt echte Nähe (Stahl, 2015), indem eine Person versucht, in die Welt einer anderen einzutauchen, ohne dabei die Differenzierung zwischen dem Gegenüber und sich selbst zu verlieren (Wirtz, 2019). Damit das gelingen kann, ist es wichtig, die Situation aus der Perspektive und mit den Voraussetzungen des anderen zu betrachten (Sachse, 2005). Die in uns erlebten Emotionen entstehen ausschließlich dadurch, dass unser Gegenüber diese gerade fühlt (Wirtz, 2019). Weiterhin ist Empathie eine allgemeine Fähigkeit, die sich nicht immer in einer empathischen Reaktion zeigen muss: Schwierig gestaltet sich diese nämlich genau dann, wenn man mit eigenen Problemen beschäftigt ist oder die individuellen Bedürfnisse nicht gestillt sind (Stahl, 2015).

— Empathische Menschen haben ein Feingefühl für ihr Gegenüber. Sie können zwischen den Zeilen lesen und hören, was Du sagst, während Du schweigst.
— Jemandem empathisch zu begegnen setzt oft einen Perspektivwechsel voraus. Um Dich in die Lage Deines Gegenübers hineinversetzen zu können, solltest Du Dich an den wirklichen Bedürfnissen Deines Gesprächspartners orientieren: Was braucht er? Was möchte er? Wie kannst Du ihm dabei behilflich sein?
— Empathie blickt hinter den Vorhang: Möchtest Du anderen einfühlsam zuhören und in ihre Gefühlswelt eintauchen, solltest Du Dich nicht von vehementen Meinungen oder rigorosen Bewertungen abschrecken lassen. Dahinter versteckt sich ein Gefühl. Genau dieses solltest Du entdecken, um darauf eingehen zu können.
— Empathie findet nur in einem wertfreien Raum Entfaltung. Es wird kaum möglich sein, sich empathisch zu zeigen, wenn wir Urteile fällen, Schuld zuweisen, Vergleiche anstellen, Bewertungen vornehmen oder Forderungen stellen.

– Nutze Deine Körpersprache: Wende Dich während eines Gesprächs mit Deinem Körper, Deiner Gestik und Deiner Mimik Deinem Gegenüber zu. Zeige der Person, dass Du voll und ganz bei ihr bist.

– „Gleiches hilft, um mit Andersartigem umzugehen." Mache Dir die Ähnlichkeiten zwischen Euch bewusst, um Dich noch besser in Deinen Gesprächspartner hineinzuversetzen. Ihr leidet beide unter Ängsten, kennt beide Kummer und Sorgen, seid beide schon wütend gewesen, und hin und wieder beschleichen Euch Traurigkeit und Hilflosigkeit.

– Kann man mit anderen mitfühlen, ohne mit sich selbst mitfühlend zu sein? Wohl kaum. Empathie funktioniert in zwei Richtungen: Nach innen und nach außen. Wer lernen möchte, andere zu verstehen und ihnen intensiv zuzuhören, sollte bei sich selbst anfangen. Fragen wie „Was fühle ich?" oder „Wie kann ich annehmen, was ich empfinde?" können dabei eine große Unterstützung sein.

– „Mitleid ist kein Mitgefühl": Wer Mitleid hat, benutzt andere, um selbst zu leiden. Mit Mitgefühl hat das nicht viel zu tun, denn es geht hierbei um das eigene Leid und nicht um das Gefühl des Gegenübers. Wende Dich den Bedürfnissen des anderen und ihm als eigenständige Person zu und damit gleichzeitig von Deinem Leid ab.

Mitdenken oder mitfühlen?

Man kann nicht gleichzeitig denken und fühlen. Möchte ich mich meinem Gegenüber ernsthaft mitfühlend zeigen, dann hat der Kopf Sendepause. Mithilfe eines doppelten Dialogs kannst Du Dich an das empathische Hineinspüren in Deinen Gesprächspartner herantasten. Setzt Euch dazu einander gegenüber. Ihr habt nun jeweils zehn Minuten Zeit, in Euch hineinzuhören und ungefiltert alles auszusprechen, was Euch in den Sinn kommt. Nehmt Bezug auf Eure innere und äußere Wahrnehmung und erzählt, was ihr erlebt. Während eine Person spricht, ist es die Aufgabe des Gegenübers, den Worten zu lauschen und sich in dessen Schilderungen hineinzufühlen.

Literatur

Dudenredaktion. (2020). *Duden – Die deutsche Rechtschreibung: Das umfassende Standardwerk auf der Grundlage der aktuellen amtlichen Regeln.* Bibliographisches Institut.

Fehr, T. (2006). Big Five: Die fünf grundlegenden Dimensionen der Persönlichkeit und ihre 30 Facetten. In W. Simon (Hrsg.), *Persönlichkeitsmodelle und Persönlichkeitstests, 15 Persönlichkeitsmodelle für Personalauswahl, Persönlichkeitsentwicklung, Training und Coaching* (S. 113–135). GABAL.

Goldberg, L. R. (1990). An alternative „Description of personality": The Big-Five factor structure. *Journal of Personality and Social Psychology, 59,* 1216–1229.

Hedlund, S. (2011). *Mit Stift und Stuhl. Illustrationen und Stuhlübungen für Psychotherapie, Beratung und Coaching.* Springer.

Kämmerer, A. (2011). Vergeben: Eine Quelle von Wohlbefinden. In R. Frank (Hrsg.), *Therapieziel Wohlbefinden, Ressourcen aktivieren in der Psychotherapie* (S. 237–246). Springer.

Rosenberg, M. B. (2016). *Gewaltfreie Kommunikation: Eine Sprache des Lebens.* Junfermann.

Sachse, R. (2005). Empathie. In Hautzinger & Linden (Hrsg.), *Verhaltenstherapiemanual* (S. 25–31). Springer.

Stahl, S. (2015). *Das Kind in dir muss Heimat finden. Der Schlüssel zur Lösung (fast) aller Probleme.* Kailash.

Stumm, G., & Pritz, A. (2007). *Wörterbuch der Psychotherapie.* Springer.

Tewes, U., & Wildgrube, K. (2016). *Psychologie-Lexikon.* Oldenbourg Wissenschaftsverlag GmbH.

Tretter. (2016). In D. Frey (Hrsg.), *Psychologie der Werte, Von Achtsamkeit bis Zivilcourage – Basiswissen aus Psychologie und Philosophie* (S. 125–135). Springer.

Watzlawick, P., Beavin, J. H., & Jackson, D. D. (2000). *Menschliche Kommunikation. Formen, Störungen, Paradoxien.* Huber.

Wirtz, M. A. (2019). *Dorsch – Lexikon der Psychologie.* Hogrefe.

4

Kontakt

„Es ist schöner, einen Menschen zu verstehen, als über ihn zu richten." (Stefan Zweig o.J.)

4.1 Einleitung

Wir Menschen sind soziale Wesen, deshalb ist der Kontakt einer der bedeutendsten Faktoren für unser Wohlbefinden.

Warum fällt es uns so schwer, loszulassen und einen Kontakt zu beenden? Warum leiden wir immer wieder unter Einsamkeit, obwohl wir nicht alleine sind? Und warum kann unser Vertrauen niemals durch andere erschüttert werden?

In diesem Kapitel findest Du mehr als die Antworten auf diese Fragen. Du wirst vieles über Grenzen erfahren und die Grenze zwischen Anpassung und Verbiegen ziehen. Du wirst die Bedeutung von Vertrautheit kennenlernen, die wichtiger als die Liebe sein kann. Außerdem erhältst Du die Möglichkeit, Deine Kontakte zu analysieren. Dies kann insbesondere Deiner Partnerschaft Flügel verleihen.

© Der/die Autor(en), exklusiv lizenziert durch Springer-Verlag GmbH, DE, ein Teil von Springer Nature 2022
A. Hüttner, C. Hübner, *Eine Anleitung zum Glücklichsein*,
https://doi.org/10.1007/978-3-662-64247-4_4

4.2   Kontakt

Nimmt man Kontakt zu einer anderen Person auf, tritt man mit ihr in Interaktion (Dudenredaktion, 2020). Diese Verbindung kann durch Kommunikation oder körperliche Berührung zustande kommen (Wirtz, 2019). Die Gestalttherapie geht dabei davon aus, dass Kontakte nach außen die Ich-Du-Verbindung stärken und grenzöffnend wirken (Hartmann-Kottek, 2012). Auf diese Weise entstehen soziale Beziehungen. Die Kontaktfähigkeit einer Person gibt an, wie leicht es ihr fällt, neue Kontakte zu knüpfen (Wirtz, 2019).

– Soziale Kontakte sind der wohl wichtigste Faktor für unser Wohlbefinden. Fühlen wir uns mit anderen Menschen verbunden, stärkt uns das.
– Die Möglichkeit, jemanden kennenzulernen, besteht immerzu. An der Kasse im Supermarkt, in unserem Lieblingscafé, bei einem Spaziergang durch den Park, beim Sport, … Es gibt viele verschiedene Menschen und damit viele verschiedene Gelegenheiten, ihnen zu begegnen. Überlege, welche Menschen Du kennenlernen möchtest und mache Dir bewusst, an welchen Orten sie vermehrt zu finden sind.
– Ob aus einem losen Kontakt eine Freundschaft entsteht, können wir nur bedingt beeinflussen. Wie sehr wir uns darum bemühen, Freunde zu gewinnen, liegt jedoch vollständig in unserer Hand.
– Personen, mit denen wir in Kontakt treten, geben uns die Möglichkeit, uns zu spiegeln. Sie sind eine Resonanz auf unsere Person. Mit welchen Menschen habe ich wiederkehrende Konflikte? Zu welchen Menschen fühle ich mich hingezogen? Welche persönlichen Themen und Lebensmuster zeigt mir das an? Was finde ich in meinen Kontakten, das ich in mir selbst vermisse oder verstärken möchte?

– „Energiefresser": Ebenso, wie Kontakte Dich beflügeln können, sind sie auch in der Lage, Dich zu beschweren. Fühlst Du Dich nach einer Begegnung leer und ausgebrannt, gilt es, diesen Kontakt zu hinterfragen. Behalte dabei immer im Hinterkopf, dass Du für Dein eigenes Glück verantwortlich bist, nicht aber für das der anderen.

Kontaktanalyse

Setz Dich einen Moment hin und denke an eine Dir wichtige Kontaktperson.. Überleg nun, welche Qualität der Kon- takt für Dich hat. Wie fühlt es sich an, mit dieser Person Zeit zu verbringen? Was verbindet Euch? Wo ergänzt ihr Euch und wo steht ihr Euch vielleicht im Weg? Wünschst Du Dir mehr Nähe zu dieser Person oder vielleicht doch mehr Dis- tanz? Nimm diese Erkenntnisse mit in Eure nächste Be- gegnung und sprich darüber.

Wiederhole diese Übung gerne mit weiteren Personen, die Dir nahe stehen.

4.3 Exkurs Kontakt

Jennifer Sander, Heilpraktikerin und TCM-Therapeutin

In der traditionellen chinesischen Medizin (TCM) werden den Organ-Funktionskreisen Emotionen zugeordnet – die Freude gehört zum Funktionskreis des Herzens. Dieser Funktionskreis hat in der TCM nicht nur die Aufgabe, Blut in unsere Arterien zu pumpen, sondern er ist auch zuständig für das Sehen von Farben, das Einschlafen, für die Sprache und natürlich für die Liebe sowie Freundschaften.

Freundschaftliche und wohltuende Kontakte wirken sich demnach positiv auf alle Funktionen des Herzens aus: So sehen wir rosarot, wenn wir verliebt sind, unsere Stimme erhöht sich, sobald wir mit Babys oder Tieren sprechen, und ein schönes Beispiel ist auch der hierzulande bekannte Spruch „Liebe geht durch den Magen" – denn in der TCM gibt es eine direkte Verbindung zwischen Herz und Magen.

Auch beim Essen spielen Kontakte eine große Rolle: Wer sich während der Mahlzeiten mit netten Menschen umgibt, verdaut seine Nahrung besser, was wiederum die „innere Mitte" des Körpers und damit alle Funktionskreise stärkt.

Mein langjähriger Dozent erzählte in den Vorlesungen von einem besonders kniffligen Fall einer Patientin mit Verdauungsproblemen und Immunschwäche, die trotz Stärkung der inneren Mitte (Funktionskreis Milz-Pankreas), der Lunge-Dickdarm-Achse und der Leber nicht besser wurden. Irgendwann fand er durch Zufall heraus, dass die Patientin jede Mahlzeit des Tages alleine zu sich nahm: Sie wohnte alleine und hatte keine Kollegen, mit denen sie mittags hätte essen gehen können. An diesem winzigen Rädchen zu schrauben reichte aus, um die Beschwerden der Patientin zu lindern.

Dazu passt auch das Ergebnis der über 80 Jahre andauernden Harvard Study (2021): „Das überraschende Ergebnis ist, dass unsere Beziehungen und wie glücklich wir in unseren Beziehungen sind, einen starken Einfluss auf unsere Gesundheit haben", so Robert Waldinger, Direktor der Studie, Psychiater am Massachusetts General Hospital und Professor für Psychiatrie an der Harvard Medical School. Sein Fazit: Enge Beziehungen sind es, die die Menschen ein Leben lang glücklich machen, mehr als Geld oder Ruhm. Es sei wichtig, sich um den eigenen Körper zu kümmern, aber die Pflege unserer Beziehungen sei auch eine wichtige Form der Selbstpflege. Es war nicht der Cholesterinspiegel im mittleren Alter, der ausschlaggebend war für die Gesundheit der Probanden im hohen Alter, erklärte (Waldinger, o.J.) in seinem beliebten TED-Vortrag. „Es lag daran, wie zufrieden sie mit ihren Beziehungen waren. Die Menschen, die im Alter von 50 Jahren in ihren Beziehungen am zufriedensten waren, waren im Alter von 80 Jahren die Gesündesten."

Wohltuende Kontakte sind nicht nur wichtig für unser Glück, sondern auch für unsere körperliche Gesundheit.

4.4 Partnerschaft

Eine Partnerschaft kommt einer gemeinsamen Reise auf einem emotional und mental äußerst anspruchsvollen Weg gleich (Bucay, 2016). Damit beschreibt sie einen großen Meilenstein der Persönlichkeitsentwicklung (Auktor, 2015). Sie ist kein starrer Zustand, sondern ein aktiver Prozess, der immer wieder einer bewussten Entscheidung füreinander bedarf und ohne Kooperation unmöglich ist. Während Bucay (2016) davon ausgeht, dass uns die Gemeinsamkeiten zwar zusammenführen, die Unterschiede jedoch die eigentliche Bereicherung darstellen, plädieren andere dafür, dass diese Andersartigkeit oftmals die Beständigkeit der Partnerschaft erschwert.

– „Hat Rosamunde Pilcher vielleicht doch nicht ganz Unrecht?" Es gibt mit Sicherheit einen guten Grund, weshalb in Liebesfilmen häufig der Abspann folgt, nachdem das Paar zueinander gefunden hat. Natürlich erleben wir dieses Happy End als eine besonders herzergreifende und rührselige Erfahrung. Es bildet jedoch nicht ab, was nach der leidenschaftlichen Verliebtheit kommen kann: Absprachen, Kompromisse, Verpflichtungen und viel Potenzial für Konflikte. Gelingt es uns, diese Herausforderungen zu meistern, werden wir mit einem Happy ohne End belohnt.
– Eine Partnerschaft lebt von der Nähe zueinander. Vielen Menschen fällt es jedoch schwer, diese zuzulassen. Kennst Du diese Schwierigkeiten, kann es sich für Dich als hilfreich erweisen, den Kontakt zu Dir selbst zu stärken, um so erst einmal Dir selbst nahe zu sein: Was wünschst Du Dir? Was sind Deine Bedürfnisse? Welche Ängste und Sorgen hast Du? Welche Schmerzen plagen Dich? Versuche, Deinen Gefühlen und damit der Tür zu Deinem Herzen näherzukommen, damit Du sie auch anderen öffnen kannst.

– Jede Beziehung ist eine eigene Komposition. Mit der Entscheidung, eine partnerschaftliche Verbindung einzugehen, schafft man einen gemeinsamen Rahmen, welchen es nun zu füllen gilt. Fühlt Euch in der Gestaltung vollkommen frei und legt nur die Regeln fest, die für Euch wichtig sind. Denn soll ich Dir etwas verraten? Partnerschaftliche Präferenzen liegen im Auge des Betrachters und Beziehungen ebenso.

– In jeder Deiner Begegnungen und damit auch in jeder Partnerschaft steckt Selbsterkenntnis. Entsprechend hält jede Beziehung, die Du führst, eine Botschaft für Dich bereit. Nimm Dich und Deine Beziehungen genau unter die Lupe: Welche Beziehung führst Du mit Dir selbst? Was erhoffst Du Dir durch eine Partnerschaft? Wozu brauchst Du sie? Was kannst Du Dir vielleicht selbst nicht geben? Wenn Du Antworten auf diese Fragen findest, entdeckst Du die Ursache für wiederkehrende Muster und Dynamiken, (un)erfüllte Hoffnungen und schmerzhafte Enttäuschungen.

Lieblingsmensch

Nur wenige Menschen haben das große Glück, ihrem Lieblingsmenschen zu begegnen: Einer Person, die uns liebt und akzeptiert, wie wir sind, und für die wir uns nicht verbiegen müssen. Sie lässt uns selbst an Regentagen den Sonnenschein sehen und während wir sonst durchs Leben stolpern, schweben wir in ihrer Begleitung auf Wolke 7. Eine Partnerschaft gehst Du freiwillig ein. Warum solltest Du Dich also mit Streitigkeiten, Kompromissen und Halbwahrheiten zufriedengeben? Halte bei der Suche nach einem geeigneten Partner Ausschau nach einem Lieblingsmenschen, der Dein Herz höherschlagen lässt. Denn ohne Dich ist auch dieser allein.

4.5   Intimität

Intimität zählt zu den Voraussetzungen für eine glückliche, stabile und beständige Beziehung. Diese Form der gegenseitigen Hingabe ist geprägt von Liebe, Anziehung und Vertrauen (Bucay, 2016). Um Intimität und damit auch große Nähe zulassen zu können, müssen wir uns selbst nahe sein. Sie funktioniert zudem nur, wenn wir die Individualität des anderen respektieren und gleichzeitig unsere eigene Identität in einem so engen Kontakt wahren können (Kasl, 2000). Je authentischer und verletzlicher wir uns zeigen, desto inniger werden unsere Begegnungen (Bucay, 2016).

– „Splitterfasernackt und doch zugeknöpft“: Nacktsein hat nicht zwangsläufig etwas mit Intimität zu tun. Wer sich voreinander auszieht, aber nicht auch im übertragenen Sinne die Hüllen fallen lässt, wird nicht von Intimität sprechen können. Um miteinander intim zu sein, muss man etwas von sich preisgeben, denn ohne Selbstoffenbarung funktioniert Intimität nicht. Das erklärt auch, weshalb ein geistiger Austausch nicht minder intim sein kann als körperliche Nähe.
– Intimität benötigt Aufrichtigkeit. Während viele Menschen im Gespräch gern auf die üblichen Small-Talk-Floskeln zurückgreifen, schließen sie damit automatisch Intimität aus. Intim zu werden bedeutet nämlich, eine oberflächliche Ebene zu verlassen und gemeinsam dem Gespräch Tiefe zu verleihen, indem man sich offen und ehrlich austauscht.
– In der heutigen schnelllebigen Zeit ist Intimität besonders wichtig, denn sie verfestigt die eigenen Wurzeln dadurch, dass sie die Verbundenheit zu anderen Menschen, aber auch die zu uns selbst stärkt. Es kann äußerst spannend sein, die eigene Intimität zu erkunden. Setze Dich hierzu mit folgenden Fragen auseinander: Was

stärkt Dein Gefühl der Zu(sammen)gehörigkeit? Wem fühlst Du Dich nahe? Mit wem erlebst Du vielleicht trotz räumlicher Distanz eine geistige Verbundenheit? Was zeichnet diese Kontakte aus?

- „Tiefseetaucher aufgepasst!": In der Tiefe lauern natürlich auch Gefahren. Je näher wir einer Person kommen und je intimer unser Verhältnis wird, desto verbundener fühlen wir uns. Dieses Gefühl der Verbundenheit basiert auf Vertrauen. Werden wir von Menschen, die uns besonders nahestehen, belogen oder betrogen, wird dieses Vertrauensfundament erschüttert. Die vermeintlich große Verbundenheit erscheint plötzlich nichtig und klein. Die intime Beziehung, ja sogar die große Liebe ist in diesem Fall bedroht. Die Erschütterung des Vertrauens kann sehr schmerzhaft sein. Vielleicht sind wichtige Ursachen dieses Vertrauensbruchs Angst und Unsicherheit Deines Partners. Kommuniziert! Hier kann Vergebung, Offenheit, Empathie und ein beidseitiger Perspektivwechsel helfen, diese Liebeskrise aufzulösen.

- Intimität heißt, sich ganz zu zeigen und zeigen zu dürfen. Ohne Schutzpanzer sind wir sehr verletzlich. Mit hochgezogenem Schutzwall liebt es sich (leider oder zum Glück?) schwer. Und so haben wir die Wahl, uns ganz in die Intimität zu stürzen, unsere wildesten Träume in all ihren Farben auszuleben, zu fliegen – und riskieren dabei die härtesten Stürze und größten Verletzungen. Oder willst Du lieber auf all die schönen Momente verzichten, auch im wörtlichen Sinne unantastbar sein? Wer sonst kennt Dich so gut und kann Dich so schmerzhaft treffen wie die Person, die genau weiß, wo Deine Schwächen liegen und wie sie Dich berührt?

In-team werden

Möchtest Du mehr Intimität in Deinen Beziehungen erleben, kann es hilfreich sein, anderen Menschen aufgeschlossener und offenherziger zu begegnen und Euch damit als Team anzusehen: Versuche, neugierig zu sein. Höre der anderen Person aufmerksam zu, interessiere Dich für ihre Sicht auf die Welt und erzeuge so Resonanz auf ihre Person. Vertraue darauf, ganz Du selbst sein zu können. Sei aufrichtig, öffne Dich, zeige Dich verletzlich. Frage die andere Person gern auch um Rat.

4.6   Abhängigkeit

Die Balance zwischen Autonomie und Abhängigkeit umschreibt einen menschlichen Grundkonflikt: Während wir als Kind auf die Versorgung unserer Eltern angewiesen waren, streben wir späterhin eher nach persönlicher Unabhängigkeit (Stahl, 2015). Haben wir jedoch auch im Erwachsenenalter das überhöhte Bedürfnis nach menschlicher Bindung, spricht man davon, von anderen Menschen abhängig zu sein (Stahl, 2015). Aus dieser resultiert oftmals eine obsessive Beschäftigung mit einer bestimmten Person, die die Illusion eröffnet, den anderen unbedingt zu brauchen (Kasl, 2000). Ohnmachtsgefühle, diffuse Ängste und das klammernde Gefühl, den anderen festhalten zu müssen, können die Folge sein (Stahl, 2015).

– Niemand kann Dich glücklicher machen, als Du es eh schon bist. Wenn Du Dein Glück (freiwillig) aus den Händen gibst, lässt Du andere über Dich bestimmen und machst Dich von ihnen abhängig. Übernimm stattdessen die Verantwortung dafür und finde heraus, was Dir auf der Suche nach Deinem persönlichen Glück behilflich sein kann.

– „Bin ich ein Du-Mensch?" Das Gefühl von Abhängigkeit eröffnet ein Paradox. Wie alle Empfindungen ist
auch diese ein wichtiges Signal. Wenn wir das Gefühl
verspüren, nicht ohne eine andere Person leben zu können, stellt sich folgende Frage: Warum können wir nicht
mit uns selbst leben? Gleiches gilt für die permanente
gedankliche Beschäftigung mit einer anderen Person:
Sind wir mit unseren Gedanken bei ihr, lenken wir lediglich von uns selbst ab. Doch genau dort gilt es,
hinzuschauen.

– Abhängigkeit versetzt uns in unsere Kindheit zurück.
Der Wunsch nach Nestwärme und Schutz lässt uns jemanden suchen, der uns unterstützt, versorgt und an
den wir die Verantwortung für die Gestaltung unseres
Lebens abtreten können. Warum geben wir die Verantwortung freiwillig ab? Weshalb fliehen wir in das Gefühl, erneut ein Kind sein zu wollen? Nimm Dir etwas
Zeit, finde Antworten auf diese Fragen und kümmere
Dich um Dein inneres Kind.

– Helfersyndrom: Ohne Hilfe wären wir aufgeschmissen.
Deshalb ist es wichtig, Hilfe anzubieten und nach ihr
fragen zu können. Es gibt jedoch Menschen, die das Helfen zu ihrem alleinigen Lebensinhalt machen. So kann es
passieren, dass sie sich in eine doppelt missliche Lage
manövrieren: Manchmal bindet die helfende Person
durch ihre Unterstützung andere Menschen an sich, die
plötzlich auf ihre Hilfe angewiesen sind. Zeitgleich können sie selbst in eine Abhängigkeit geraten, wenn die
hilfsbedürftige Person ihre Hilfe nicht beherzigen kann.

Manchmal sind es wir, manchmal Du und ich

Um die Balance zwischen Abhängigkeit und Autonomie zu wahren, kann Dir Folgendes helfen: Nimm Dich sowohl als Teil als auch in Abgrenzung zu Deiner Umwelt wahr. Es wird uns nicht gelingen, vollständig unabhängig und damit autark zu leben. Mach Dir diese Abhängigkeit bewusst. Gleichsam ist ein ungesundes Abhängigkeitsverhältnis nicht erstrebenswert. Übe Dich deshalb in der Differenzierung. Artikuliere Deine Gefühle offen, vertrau auf Deine Intuition, schenke mit vollen Händen und grenze Dich von Menschen ab, die Dir nicht guttun. Kannst Du Meinungsverschiedenheiten und Interessenskonflikten zwischen Dir und Deinem Gegenüber zudem mit Neugier begegnen?

4.7 Einsamkeit

Einsamkeit beschreibt die Vereinzelung des Individuums (Wirtz, 2019) und das damit verbundene, als belastend wahrgenommene Gefühl, auf sich allein gestellt zu sein (Trattnigg, 2016). Im Gegensatz zum Alleinsein kann Einsamkeit auch im Zusammensein empfunden werden (Wirtz, 2019) und tritt vor allem dann auf, wenn das Gefühl ausbleibt, sozial eingebunden zu sein (Trattnigg, 2016). Evolutionsgeschichtlich hat die Einsamkeit als „sozialer Schmerz" eine wichtige Funktion: den Schutz vor Isolation (Trattnigg, 2016). Das Gefühl, einsam zu sein, hat dabei einen großen Einfluss auf die mentale und körperliche Gesundheit: Es beschleunigt Alterungsprozesse, erhöht das Stressempfinden und hat Auswirkungen auf das Immunsystem (Baer & Frick-Baer, 2010).

- „Gem-einsam oder All-einsam?" Einige Menschen können nicht allein sein, ohne sich sofort einsam zu fühlen. Andere fühlen sich einsam, obwohl sie alles andere als allein sind. Wiederum andere schätzen die Zeit mit sich selbst. Dieses Phänomen zeigt, dass Einsamkeit stark mit unserer Wahrnehmung und damit unserem subjektiven Empfinden zusammenhängt.

- Sprechen wir von Einsamkeit, meinen wir oft das Gefühl fehlender Zugehörigkeit. Wir spüren dabei die Verbindung zu unseren Mitmenschen nicht. Um dieses Gefühl zu überwinden, kann es Dir helfen, Kontakt zu anderen herzustellen.

- „Kontaktbooster": Erhöhe die Möglichkeiten, Menschen zu sehen und mit ihnen zu reden. Gehe dreimal statt einmal pro Woche in den Supermarkt, tätige Deine Besorgungen in der Stadt statt im Internet, geh zu Fuß statt mit dem Auto zu fahren. Versuche dabei, Deinen Mitmenschen offen zu begegnen. Lächle sie an, suche Blickkontakt oder vielleicht sogar ein Gespräch. So können schon kleine Veränderungen im Alltag dafür sorgen, das Gefühl der Einsamkeit zu reduzieren.

- Zum anderen kann es hilfreich sein, das Gefühl von Verbundenheit in Dir zu stärken. Nutze hierzu Deine Vorstellungskraft und denke an Menschen, die Dir wichtig sind, erinnere Dich an Euer letztes Treffen oder stelle Dir vor, sie würden neben Dir sitzen. Mach Dir bewusst, dass Dein Körper zwar räumlich von anderen getrennt sein mag, Deine Seele dies aber nicht sein muss.

- Einsamkeit kann als Resultat von sozialem Rückzug auch „selbstgewählt" sein. Dabei flieht man in eine selbst auferlegte Isolation, um sich vor anderen „in Sicherheit" zu bringen. Auf diese Weise versucht man beispielsweise, Konfrontationen zu vermeiden und dem Erwartungsdruck anderer zu entkommen.

- „Den Wald vor lauter Bäumen nicht spüren": Fühlst Du Dich manchmal wie ein einsamer, karger Baum inmitten eines dicht bewachsenen Waldes, kann eine eher spirituelle Perspektive auf das Leben dieses Gefühl bei den

Wurzeln packen. Nehmen wir an, dass es mehr gibt als wir sehen und berühren können, dann ist es uns auch möglich, uns als Teil des großen Ganzen wahrzunehmen. Spüren wir, dass unsere Äste kraftvoll gen Himmel ragen und wir gleichzeitig fest mit dem Boden verwurzelt sind, erkennen wir, dass uns mit allen Bäumen um uns herum etwas Grundlegendes verbindet: Uns nährt der gleiche Boden und uns umgibt die gleiche Luft.

– Die Biologie weiß, dass Bäume sogar ihre Wurzeln teilen, um sich gegenseitig in Notzeiten stärken zu können. Welche Wurzeln teilst Du mit Deinen Liebsten? Im Isolationsschmerz der Einsamkeit sind diese Wurzeln zwar nicht sichtbar, jedoch kannst Du mit einem Fortstreichen der Laubschicht wieder Kontakt zu ihnen aufnehmen und erlebst die Gemeinsamkeiten.

Welchen Kontakt lehnst Du ab?

Einsamkeit kann auch aus einem anderen Blickwinkel betrachtet werden. Dazu ist es wichtig, nicht zu überlegen, weshalb Kontakte für uns nicht zustande kommen, sondern welche Kontakte wir ablehnen. Im Alltag neigen wir dazu, den Lieferdienst dem Restaurantbesuch vorzuziehen, und anstatt spazieren zu gehen sitzen wir vor dem Smartphone. Damit tun wir alles dafür, sämtlichen Kontakt zu vermeiden. Welche Möglichkeiten schlägst Du bislang aus, um Dich mit Menschen auszutauschen und ihnen nahe zu sein? Welche Personen möchten sich gerne mit Dir treffen, denen Du aber absagst? Was hindert Dich daran, Dich in Vereinen, Tanzkursen oder Fitnessstudios anzumelden?

4.8 Grenze

Eine Grenze bezeichnet eine konstruierte Trennlinie zwischen zwei unterschiedlichen Bereichen (Dudenredaktion, 2020). Als Kontur werden ihr unterschiedliche Funktionen zuteil: Innerhalb sorgt sie für Bindung und Zusammenhalt, nach außen hin unterstützt sie die Abgrenzung (Wirtz, 2019). Wo die persönlichen Grenzen liegen, ist individuell sehr verschieden und wird durch Erfahrungen, aber auch durch Werte und Überzeugungen geprägt.

- Um Grenzüberschreitungen zu verhindern, sind zwei Dinge notwendig: Zum einen gilt es, eine Grenze zu ziehen, und zum anderen, sie zu wahren.
- Viele Menschen wissen gar nicht so recht, wo ihre persönlichen Grenzen liegen. Für einen gesunden Kontakt zu sich selbst und auch zu anderen ist dies jedoch unumgänglich.
- Natürlich kann es oft mühsam sein, die eigenen Grenzen im Blick zu behalten. Manchmal erkennen wir deshalb erst, dass es genug war, wenn es zu viel ist. So nehmen wir unsere Grenzen erst dann wahr, wenn sie verletzt oder übergangen wurden.
- Vielleicht wunderst Du Dich immer wieder, weshalb Deine Grenzen überschritten werden: Prüfe, ob Du Deine Grenze noch besser abstecken und sie vor weiteren Verletzungen schützen kannst. Anstatt uns zu beklagen, dass man grenzenlos von uns nimmt, ist es sinnvoller herauszufinden, wie wir das zukünftig verhindern.
- Es kann hilfreich sein, wenn Grenzen flexibel gezogen werden und man sie den Umständen entsprechend anpassen kann. Wenn Grenzen zu starr sind, bedeutet das manchmal auch, dass wir den Kontakt zu unserer Umwelt verlieren und vereinsamen.
- Übung „Grenzen setzen, wahren und verteidigen": Grenzen gelten oftmals als mögliche Konfliktherde. Bevor Du in eine erneute Auseinandersetzung trittst, kann es hilfreich sein, Dir über Folgendes klar zu werden: Wo liegen Deine Grenzen, und mit welchem Anliegen gehst Du in die Konfrontation mit Deinem Gegenüber? Möchtest

Du eine Grenze setzen, weil Du bisher nicht klargemacht hast, wo Du stehst? Möchtest Du eine bereits gezogene Grenze einfach nur wahren? Oder hast Du das Gefühl, Deine Grenzen vehement verteidigen zu müssen? Nimm Dir drei Zettel und notiere jeweils die Worte „Grenzen setzen", „Grenzen wahren" und „Grenzen verteidigen". Dann positioniere diese im Raum. Nun versetze Dich in die Konfliktsituation hinein und stelle Dich nacheinander auf die Schilder. Spüre in Dich hinein, wie es sich in der Situation anfühlen könnte, wenn Du Deine Grenzen setzt, wahrst oder auch verteidigst. Was empfindest Du dabei? Welche Gefühle erlebst Du? Setze Dich damit kritisch auseinander.

Mauern

Mauern bezeichnet laut dem Beziehungspsychologen John Gottman das Abblocken jeglicher Kommunikation. Kurzzeitig kann ein temporäres Schweigen in einer Streitsituation als Grenzziehung funktionieren und damit eventuell eine Eskalation abwenden. Langfristig hat dieser emotionale Rückzug jedoch auch andere Konsequenzen: Die Person, mit der man stritt, fühlt sich in dieser Situation häufig zurückgewiesen, ungeliebt, macht- und hilflos. Denn sie hat keine Möglichkeit, dieses Angeschwiegen-Werden aufzulösen, steht in der Abhängigkeit des Abwartens. Wieder mit Reden anfangen kann nur der andere. Dieses Gefühl der fehlenden Wertschätzung aufzulösen, wenn der Konflikt subjektiv beendet ist, kann schwierig sein. Außerdem erlebt man selbst aufgrund dieser eigens errichteten Mauer ein Gefühl großer Einsamkeit.

4.9 Vertrautheit

Vertrautheit beschreibt zum einen das Gefühl, an etwas gewohnt zu sein oder sich mit etwas auszukennen. Grundlage dafür ist es, mit einer bestimmten Begebenheit bereits Erfahrungen gesammelt zu haben. Zum anderen kann es jedoch auch eine Form des vertrauten Umgangs oder eine intime, auf Vertrauen basierende Beziehung beschreiben (Dudenredaktion, 2020). Meist geht mit dem Gefühl der Vertrautheit auch ein intensives Zugehörigkeitserleben einher.

– Vertrautheit ist ein sehr angenehmes Gefühl, denn sie schenkt uns eine Art Sicherheit. Deshalb suchen wir nach ihr. So lassen wir im Besonderen das in unsere Welt hinein, was uns vertraut erscheint. Vielem, was uns fremd ist, stehen wir eher kritisch gegenüber und blocken es ab. Aus diesem Grund ziehen sich oft Themen, die wir aus unserer Kindheit kennen, wie ein roter Faden durch unser Leben.

– Die Suche nach Vertrautheit erklärt so manches Muster: Ein Beispiel hierfür könnte eine Frau sein, die immer wieder an alkoholabhängige Partner gerät. Für sie mag das ein vertrautes Bild von Männern sein, da ihr Vater jeden Abend sturzbetrunken nach Hause kam. Es ist äußerst schwierig, sich von dieser Vertrautheit zu lösen. Wenngleich die Frau mit Fug und Recht behaupten kann, dass sie keinen Partner mit einer Alkoholabhängigkeit möchte, fühlt sie sich dennoch immer wieder von solchen Partnern angezogen.

– Was uns vertraut ist, fühlt sich für uns stimmig an – selbst wenn wir uns davon distanzieren wollen. Diese Empfindung hat ihre Wurzeln in unserer Biografie. Das, was wir bisher erlebt und erfahren haben, kennen wir. Deshalb kommt es uns vertraut vor. Es fühlt sich nach Heimat und Zuhause an. Haben wir beispielsweise viele Streitigkeiten zwischen unseren Eltern miterlebt, wird es uns schwerfallen, uns in einer harmonischen Beziehung „heimisch" zu fühlen.

– All das muss jedoch nicht bedeuten, dass wir diesen Erfahrungen schonungslos ausgeliefert sind. Es kann helfen, sich diese Themen und Muster bewusst zu machen und sich noch einmal mit den damit verbundenen Gefühlen des „inneren Kindes" auseinanderzusetzen, um die entstandenen Verletzungen zu heilen. Nimm Dein verletztes „inneres Kindes" in den Arm und wende Dich einem neuen Kapitel zu. Stelle den Zähler auf Null. Keine Altlasten. Keine Hindernisse. Nur Gefühl und ein frischer Blick. Außerdem können neue, unvertraute Erfahrungen bewirken, dass wir uns aus alten Mustern befreien.

– Um Deiner persönlichen Vertrautheit auf die Schliche zu kommen, kannst Du noch einmal auf Deine bisherigen Erlebnisse und Erfahrungen zurückblicken. Halte in einem nächsten Schritt in Deiner aktuellen Situation Ausschau nach Parallelen. Wo erlebst du ein Zu-Hause-Gefühl? Welche Gemeinsamkeiten erkennst Du? Welche Situationen oder Begegnungen fühlen sich vertraut an? Woher kennst Du diese?

Glück im Unglück

So paradox es klingen mag: Es gibt Menschen, die sehr erfolgreich versuchen, ihrem eigenen Glück im Weg zu stehen. Weshalb dies so ist? Vielmals kommt ihnen die Annahme in die Quere, dass das Schicksal es nicht gut mit ihnen meint oder sie es nicht verdient haben, glücklich zu sein. Diese vermeintliche Fügung ist durch zwei Szenarien erklärlich: Unglückliche Menschen sind daran gewöhnt, unglücklich zu sein, und erleben deshalb Glücksmomente als fremd. Außerdem suchen sie wahrscheinlicher Situationen auf, die sie in ihrem Unglück bestätigen, oder tragen ihren Teil dazu bei, dass verschiedene Situationen nicht mit einem Glückstreffer enden. Hinter diesem scheinbar unumgänglichen (Un-)Glück verbirgt sich wiederkehrend das Gefühl der Vertrautheit: Ich suche, was ich kenne. – Kennst Du das auch von Dir?

Und wenn ja – willst Du, dass das so bleibt? Wir sind jederzeit eingeladen, unseren Kurs zu ändern. Vielleicht setzt Du die Segel ja auf Glückskurs. Auf mehr Richtung Dir Selbst. Richtung des glücklichen Selbst, das schon hinter der nächsten Ecke auf Dich wartet. Halte Ausschau nach dem, was Du wirklich brauchst und willst. Lass Dir helfen. Konzentriere Dich auf Dein Gefühl beim Erleben der kleinen und großen Glücksmomente, die an jedem Tag auf Dich warten. Schreib sie Dir auf. Dann suche sie bewusst auf. So änderst Du Dein Muster. Deinen Kurs. Dein Leben.

Literatur

Auktor, U. M. (2015). *Das System Beziehung. Illusion und Sucht.* Schema Medien.

Baer, U., & Frick-Baer, G. (2010). *Wege finden aus der Einsamkeit.* Beltz.

Bucay, J. (2016). *Das Buch der Begegnung. Wege zur Liebe.* Fischer Taschenbuch.

Dudenredaktion. (2020). *Duden – Die deutsche Rechtschreibung: Das umfassende Standardwerk auf der Grundlage der aktuellen amtlichen Regeln.* Bibliographisches Institut.

Hartmann-Kottek, L. (2012). *Gestalttherapie.* Springer.

Kasl, C. (2000). *Zen oder die Kunst, sich zu verlieben. Ein spiritueller Leitfaden.* Econ Taschenbuch.

Stahl, S. (2015). *Das Kind in dir muss Heimat finden. Der Schlüssel zur Lösung (fast) aller Probleme.* Kailash.

Trattnigg, D. (2016). Dinner for two oder von der Kunst der psychotherapeutischen Begegnung mit depressiven, einsamen Menschen. *Zeitschrift für Psychodrama und Soziometrie, 15*, 115–124.

Waldinger, R. (o.J.). Ted Talk „What makes a good life? Lessons from the longest study on happiness". https://youtu.be/8KkKuTCFvzI. Zugegriffen am 13.09.2021.

Website der *Harvard Studie*. https://www.adultdevelopments-
tudy.org. Zugegriffen am 13.09.2021.

Wirtz, M. A. (2019). *Dorsch – Lexikon der Psychologie*. Hogrefe.

Zweig,   S.   (o.J.).   https://zitatezumnachdenken.com/stefan-
zweig/8702. Zugegriffen am 21.07.2021.

5

Körper

„Man kann den Körper nicht ohne die Seele heilen und die
Seele nicht ohne den Körper." (Weisheit aus Griechenland)

5.1 Einleitung

Unser Körper bietet uns einen Ort, an dem wir momentan
beheimatet sind. Er schafft uns einen Erlebensraum, der es
ermöglicht, uns und unsere Umgebung in allen Facetten
wahrnehmen und erfahren zu können. Was können wir tun,
um diese Entdeckungsreise möglichst angenehm zu gestalten?

In diesem Kapitel lernen wir etwas über unsere Atmung,
unseren Schlaf, die Sexualität und die Ernährung. Hierbei
geht es nicht nur darum, was wir essen, sondern allem voran
auch, wie wir essen – und weshalb.

Auch angstbesetzte Themen wie wiederkehrende Schmerzen und der Tod begegnen uns auf den folgenden Seiten.
Hast Du Dir schon einmal überlegt, dass Dein Körper ein

A. Hüttner, C. Hübner, *Eine Anleitung zum Glücklichsein*,
https://doi.org/10.1007/978-3-662-64247-4_5

wichtiger Botschafter sein könnte? Und wie steht es in diesem Zusammenhang um Deine Herzenswünsche?

5.2   Körper

Unser Körper lässt uns mit Haut und Haar leben. Über unsere fünf Sinne ermöglicht er uns die Wahrnehmung unserer Umwelt und macht sie damit für uns spür- und erlebbar (Tschacher & Storch, 2010). Der Embodiment-Bewegung folgend bietet unser Körper jedoch nicht nur unserer Seele ein Zuhause (Tschacher & Storch, 2010), sondern kann zusätzlich ein Wegweiser zu Konflikten (Hartmann-Kottek, 2012) oder der Austragungsort emotionaler Prozesse sein (Tschacher & Storch, 2010). Dieses Zusammenspiel offenbart eine für viele bisher ungeklärte Ambivalenz: Sind wir unser Körper oder haben wir nur einen (Joraschky & Pöhlmann, 2008)?

– Der Körper soll uns dabei behilflich sein, neue Erfahrungen zu sammeln und Erkenntnisse über uns und das Leben zu gewinnen. Mit unseren Sinnen können wir die Welt auf unterschiedliche Weise sehr intensiv erfahren. Nutzt Du Deinen Körper dementsprechend?
– Wer auf dieser Welt fühlt sich schön genug? Die Frage stellt sich umso lauter, wenn wir an die steigenden Umsätze der Schönheitschirurgie denken. Mit Argusaugen blickt ein jeder in den Spiegel und sucht förmlich etwas, das ihm missfällt. Deshalb sprich mir nach: Ich bin schön. Wie fühlt sich dieser Satz für Dich an?
– Meist nehmen wir nur die Einschränkungen unseres Körpers wahr: Wir klagen über Migräne, ein flaues Gefühl im Magen oder Schmerzen beim Gehen. Wenn wir im Vollbesitz unserer Gesundheit sind, registrieren wir

den Körper oft nicht. Umso wichtiger ist es, sich auch
die vitalen Momente immer wieder bewusst zu machen.

- Dein Körper gibt täglich sein Bestes, Dich in Deinem
Bestreben zu unterstützen. Deshalb ist es an der Zeit,
ihm Danke zu sagen. Bedanke Dich für seine Hilfe, indem Du die verschiedenen Organe oder einzelne Körper-
partien direkt ansprichst. Betrachte anschließend Deinen Körper und lächle ihm zu. Er hat sich Dir geschenkt.
Ist das nicht ein Lächeln wert?
- Körperliche Krankheiten können ein Hinweis darauf
sein, dass Du Deinem Körper neue Erfahrungen ver-
wehrst oder seine Funktionen zu selten in Anspruch genommen hast. Muskel- und Gehirnzellen bilden sich
beispielsweise zurück, wenn sie nicht genutzt werden.
- Körpersprache: Vielleicht kennst Du das auch, dass vor
der ersten Verabredung Dein Herz klopft. Dem Gespräch mit Deinem Vorgesetzten blickst Du vielleicht
mit weichen Knien entgegen. Nach einer großen Ent-
täuschung gräbt sich der Schmerz tief in die Magen-
grube. Manchmal flüstert uns unser Körper heimlich ins
Ohr, was wir auf dem Herzen haben. Gelegentlich brüllt
er es uns auch schmerzlichst entgegen. Das Gleiche kann
auch für körperliche Symptome gelten, die Dir bisher
unerklärlich erscheinen. Schau deshalb immer auch nach
Parallelen zu Deinem Innenleben. Wirst Du dort fündig?
- Übung „Vom Kopf in den Körper": Empfinden wir
Stress, kreisen unsere Gedanken oftmals wie wild. Unser
Erleben findet dann ausschließlich in unserem Kopf statt
und wir „entkörpern". Das bedeutet, dass wir das Gespür für unseren Körper und damit unser Körperfein-
gefühl oder auch die Körperwahrnehmung verlieren. In
Situationen wie diesen kann es Dir helfen, einzelne Partien Deines Körpers durch ein sanftes Streichen oder

Klopfen zu wecken, um Dein Erleben zurück in Deinen gesamten Körper zu holen.

Du bist mehr als Dein Körper

In aller Regel betrachten wir uns als Körper. Das würde bedeuten, dass das Leben im Bauch der Mutter beginnt und mit dem Tod endet. Ob dies der Wirklichkeit entspricht, können wir jedoch nicht sagen. Wenn wir uns hingegen als Seelenwesen ansehen, ist der Körper nur eine Hülle, welche die Seele beherbergt.

Vielleicht hilft Dir zum Verständnis folgendes Bild: Deine Kleidung hilft Dir, Dich vor Kälte zu schützen. Sie dient dazu, Teile Deines Körpers zu verdecken und Deine Persönlichkeit ein Stück weit nach außen zu tragen. Wenn diese Kleidung schmutzig wird, muss Dich das nicht sorgen, denn Du weißt, Du kannst sie waschen. Ist sie zerrissen und zerschlissen, kannst Du neue Kleidungsstücke kaufen. Du bist nicht Deine Kleidung, deshalb identifizierst Du Dich nicht mit ihr. Nein, Deine Kleidung soll Dir von Nutzen sein.

Wie fühlt sich diese neue Betrachtungsweise für Dich an?

5.3   Exkurs Körper: Gestaltkörpertherapie

Ursula Antonia Schulze-Oechtering, Heilpraktikerin für Physiotherapie und Psychotherapie mit dem Schwerpunkt Gestaltkörpertherapie

„Wenn wir wacher im Körper sind, können wir lebendiger in der Welt sein."

Diese Aussage von Lore Perls, Mitbegründerin der Gestaltkörpertherapie, fasst auf einfache Weise die Bedeutung der Körperwahrnehmung zusammen (Krauss-Kogan, 2006).

Wesentlich ist die achtsame Präsenz für den eigenen Körper und für das, was er braucht, damit es ihm gut geht. Die Körperwahrnehmung als Quelle relevanten Wissens zu nutzen, mag für viele zuerst ungewohnt sein, stellt sich aber in der Praxis als sehr lohnend heraus: Unseren Körper zu spüren, ist eine große Hilfe, denn der Körper ist immer JETZT, nicht in der Vergangenheit, nicht in der Zukunft; die Atmung führt uns in die achtsame Bewusstheit unseres Selbst.

Natürlich geht es meist zuerst darum, sich den eigenen Verwirrungen, der Einsamkeit und Angst, dem Groll, dem erlebten Verkehrten und der Verzweiflung, den Defiziten und Traumen liebevoll zuzuwenden. Ebenso wichtig ist es, dass wir unsere eigenen Ressourcen, Potenziale, Wünsche und Ziele wieder neu entdecken und im sinnhaften Handeln in der Welt umsetzen.

Wir wissen, dass der Körper mit seiner eigenen Symptomsprache „übernimmt", wenn wir etwas nicht fühlen oder wahrhaben wollen, und wie sehr es sich lohnt, wenn wir uns dieser Sprache zuwenden. Daher fokussiert gestalttherapeutische Körperprozessarbeit primär auf die Re-Sensibilisierung des Körpers (Kepner, 1988).

Wir arbeiten mit Übung und Experiment (Brooks, 1984), mit Berührung und Atem, mit Bewegungssequenzen und Imaginationen, die auf die Anliegen und Ziele unserer Klienten und Klientinnen abgestimmt sind. Die sorgfältige Begleitung der körperlichen und seelischen Veränderungsprozesse trägt zum Vertrauen in die eigene Wahrnehmung, zur Bewusstheit, Authentizität und Integration von vorher unbewussten Selbstanteilen bei.

Festgehaltenes, Verdrängtes und Erstarrtes kann wieder wahrgenommen und gelöst werden, sodass wir mehr in Fluss kommen: Das Gefühl von Lebendigkeit nimmt zu, der Selbstkontakt vertieft sich und wir können uns neu ausbalancieren.

Wenn Sie möchten, machen Sie jetzt ein kleines Wahrnehmungsexperiment mit diesen einfachen Leitfragen und schreiben Sie danach Ihre Wahrnehmungen auf:

— Wo spüre ich mich gerade jetzt?
— Was genau spüre ich jetzt gerade?
— Wie nehme ich meinen Atem wahr?
— Was empfinde ich …jetzt? Und jetzt?
— Welche Gefühle, innere Gestimmtheit, welche Atmosphäre nehme ich wahr?

Gehen wir dem Schritt für Schritt nach, vertrauen wir uns dem steten Wandel, dem Fluss des Lebens an und kommen nach und nach zu uns selbst!

Mehr Informationen findest Du auf meiner Webseite: www.feine-koerperarbeit.de.

5.4 Atmung

Die Atmung ist eine wichtige Funktion unseres Körpers, die es ermöglicht, uns mit genügend Sauerstoff zu versorgen und vom Körper gebildetes Kohlenstoffdioxid abzutransportieren. Sie besteht aus drei Phasen: der Einatmung, der Ausatmung und der Atemruhe (Rutte & Sturm, 2018). Während der Einatmung spannt sich die Atemmuskulatur an, sodass Luft in unsere Lungen strömen kann. Die Ausatmung ist auf die Entspannung dieser Atemmuskeln zurückzuführen. In der Atempause erholt sich die Muskulatur (Rutte & Sturm, 2018). Je nach Belastungsgrad können die Häufigkeit und die Tiefe des Atems variieren. Nach Middendorf (1988) bildet unsere Atmung, sofern wir sie nicht kontrollieren oder beeinflussen, unser momentanes Befinden ab.

- Oft sind wir uns unseres Atems gar nicht bewusst. Wir nehmen diesen stillen Begleiter als selbstverständlich hin. Doch die immense Bedeutung des Atems sollte nicht nur Asthmatikern bewusst sein.
- Die Atmung ist ein verhältnismäßig einfacher Zugang zur Körperwahrnehmung und dementsprechend ein wichtiger Aspekt, um den Körper für uns erlebbar zu machen.
- Anhand der Atmung können wir einen Einblick in unsere aktuelle Gefühlswelt erlangen: Während unsere Atmung sich vertieft oder flacher wird, hektisch zunimmt oder ruhig ausklingt, stockt oder sich fließend ihren Weg sucht, offenbart sie uns, was wir fühlen. Was sagt Dir Dein Atem über Dein derzeitiges Gefühl?
- Es gibt unterschiedliche Möglichkeiten, mit dem Atem zu arbeiten. Wir können ihn still beobachten, um Kontakt mit uns selbst aufzunehmen. Wir können die Atmung jedoch auch aktiv nutzen, um unseren aktuellen Zustand zu verändern: Vertiefen und entspannen wir sie, können wir uns beruhigen. Atmen wir hingegen kraftvoll ein und aus und erhöhen dabei die Atemfrequenz, regt das unseren Kreislauf an.
- Spiegelt die Atmung nicht auch das Leben wider? Das Aufnehmen und Abgeben von Luft zeigt Veränderungen an, die Ruhe den empfundenen Stillstand. Wie kommst Du mit diesen Phasen zurecht? Versuchst Du, Kontrolle über Deine Atmung zu erlangen, oder kannst Du sie einfach geschehen lassen?
- Über die Atmung verbinden wir uns mit den verschiedensten Menschen. Im selben Zimmer teilen wir

dieselbe Luft. Wenn wir die Luft einatmen, die andere ausatmen, so ist gewissermaßen ein Teil derer in uns.

– Häufig scheint uns nur bedeutsam, was Form und Farbe annimmt. Der Atem ist sowohl farb- als auch formlos, hat gleichsam aber eine immense Bedeutung. Er kann uns deshalb helfen, die Wichtigkeit des Nicht-Sichtbaren und die Bedeutungslosigkeit manches Sichtbaren zurückzugewinnen.

– Besonders Entspannungsverfahren machen sich den Atem zunutze. Während man sich auf die Atmung konzentriert, verlieren Sorgen und Kümmernisse in ihre Wirkung. Die Aufmerksamkeit wandert hin zu der ein- und ausströmenden Luft und ermöglicht es, ganz im Moment anzukommen.

Atme Dich frei

Suche Dir einen angenehmen, ruhigen Platz und mache es Dir bequem. Vergiss den Lärm um Dich und lausche nach innen. Atme jetzt tiefer und tiefer in den Bauch ein und spüre, wie die Luft nach innen strömt. Werde zum Beobachter und lass den Atem gleichmäßig und entspannt nach außen fließen. Lächle. Die Luft strömt von alleine ein und aus. Lass alles zu und alles los. Mit jedem Atemzug wirst Du Dich leichter fühlen.

5.5   Ernährung

Die Ernährung ist – ebenso wie das Essen – in aller Munde. Für viele hat sie deshalb einen hohen Stellenwert: So begegnet sie uns nicht nur als Energielieferant, sondern auch als Socializer, Seelentröster und Trendsetter. Über die Lebensspanne hinweg verändern sich unsere Essgewohnheiten: Während wir im Kindesalter noch sehr intuitiv essen, etabliert sich das Essen späterhin zu einem festen Ri-

tual (Ellrott, 2007). Körpersignale wie Hunger und Sätti-
gung treten dabei in den Hintergrund und werden von fest-
geschriebenen Mahlzeiten und Portionsgrößen abgelöst
(Steffen, 2019). Zudem beeinflussen Erfahrungen, Erziehung und kulturelle Sitten unsere Präferenzen (Ellrott, 2007).

— Nährt uns, was wir essen? Oftmals essen wir, um unser
  Hungergefühl zu stillen. Nahrung sollte aber nahrhaft
  und damit eine Delikatesse für unseren Gaumen sein.
  Die Aufnahme von Nahrung einzig, um satt zu werden,
  stellt noch keine erfüllende Ernährung dar. Mache Deine
  Mahlzeiten zu einem Genuss, empfinde beim Essen
  kindliche Lust und lass es Dir munden.
— Iss entsprechend Deinen natürlichen Wurzeln: Nach der
  ayurvedischen Lehre sollten wir lediglich Nahrung zu
  uns nehmen, die im Umkreis von bis zu 200 Kilometern
  unserer Heimat wächst. Der heimische Boden trägt die
  Früchte, Gemüse und Getreide, welche wir gut verdauen
  können. Wer sich im Laufe des Lebens von seiner Heimat weit entfernt hat, kämpft vielleicht mit Allergien
  und Unverträglichkeiten.
— Essen als Saisonware: Hast Du das schon einmal aus-
  probiert, saisonal zu essen? Dein Körper hat je nach
  Jahreszeit unterschiedliche Bedürfnisse. Der Eintopf aus
  Wurzelgemüse, der Dich im Winter warmhält, lässt Dich
  im Sommer nur schwitzen. Knackige Salate und
  Sommerbeeren hingegen schenken Dir Leichtigkeit an
  heißen Tagen.
— Achtsam werden, was man isst: Um einen achtsameren
  Umgang mit Deinem Essen zu pflegen, kann es hilfreich
  sein, einen engeren Bezug dazu herzustellen. Nutze
  hierzu all Deine Sinne. Möchtest Du einen Schritt
  weitergehen, so überlege, woher die einzelnen Nahrungs-
  mittel kommen, wo und wie sie wachsen. Erkunde, wie

sie verarbeitet werden, bevor sie auf Deinem Teller landen.

– „Nein, ich esse meine Suppe nicht." Menschen, die sich der Nahrungsaufnahme verweigern, lehnen oftmals auch bestimmte Bereiche des Lebens ab. Ein wenig Selbstreflexion kann Licht ins Dunkel bringen: Seit wann lehne ich das Essen ab? Was habe ich in dieser Zeit erlebt? Was verbinde ich aktuell mit meinem Leben, das ich nicht haben möchte?

– Hunger nach Zuwendung: Es gibt zwei unterschiedliche Arten von Hunger: den physiologischen Hungerreiz, wenn es für den Körper an der Zeit ist, seine Energiereserven aufzufüllen, und den emotionalen Hunger. Dieser erklärt, weshalb Menschen, die sich einsam, traurig oder unzufrieden fühlen, manchmal nicht aufhören können zu essen. Sie verwechseln dann den Wunsch nach einer Umarmung oder einem aufbauenden Wort mit dem Bedürfnis, etwas essen zu müssen. Kennst Du das auch von Dir?

Essverhalten

Inzwischen gibt es mehr Diäten als Schreibfehler in der Rohfassung dieses Manuskripts. Ob Diäten oder Intoleranzen: Uns wird vermittelt, dass wir uns besser fühlen oder gar gesünder leben, wenn wir auf bestimmte Lebensmittel verzichten. Das ist möglich.

Doch im Gegensatz zu unseren Essgewohnheiten wird über das Essverhalten nur selten gesprochen. Wichtiger als was wir essen, ist meines Erachtens, wie wir essen. Essen wir nebenbei oder erhält die Nahrung unsere volle Aufmerksamkeit? Wir können uns mehr Zeit für die Nahrungsaufnahme nehmen: Das Besteck zwischenzeitlich beiseite legen, gleichmäßiger und häufiger kauen. Außerdem können wir versuchen, intuitiver zu essen: das zu essen, worauf wir Appetit haben, nur dann etwas zu uns nehmen, wenn wir hungrig sind, und aufzuhören, sobald wir gesättigt sind.

5.6 Sexualität

Sich anziehen, um sich auszuziehen. – Was verbirgt sich hinter dieser Magie der Anziehung? Die Geheimnisse der Sexualität begründen sich in dem Streben nach Entdeckungen und Bindung (Lichtenberg, 2007) sowie dem Wunsch nach Kontakt und Austausch (Bucay, 2016). Die Triebkraft kann sowohl die Befriedigung eines körperlichen Bedürfnisses als auch die Lust nach einem sinnlichen Vergnügen sein (Lichtenberg, 2007). Während Bucay (2016) die Sexualität von der emotionalen Zuwendung löst, unterstreicht Kasl (2000) die Vorzüge einer vertrauensvollen Basis für Hingabe und Ekstase.

– „Liebe machen": Oftmals wird das Sexualleben isoliert als rein körperliche Erfahrung betrachtet. Doch sexueller Austausch sollte die Folge einer intensiven Verbundenheit und Vertrautheit sein, ein Resultat von Anziehung oder gar Liebe. Wenn neben der körperlichen Anziehung auch Intimität und damit Vertrauen vorhanden sind, wird das Sexualleben wesentlich erfüllender sein.
– „Wild geworden": Kannst Du Deine Sexualität nach Deinem Gusto ausleben? Sexualität bedeutet Kontrollverlust und schamlose Hingabe. Entdecke deshalb das ungezügelte Tier in Dir. Sei offen und vergiss für einen kurzen Augenblick Deine Erziehung, Regeln und Gepflogenheiten. Erinnere Dich nur an Deine Sehnsüchte, Deine Leidenschaft, Deinen Instinkt: Worin liegt Deine größte Sehnsucht? Was ist Deine stärkste Leidenschaft? Was sagt Dir Dein Instinkt?
– Zum Höhepunkt kommen: Wenn es um Sexualität geht, steht immer wieder das Ziel im Weg. Viele von uns nehmen an, dass eine gelungene sexuelle Begegnung mit einem Orgasmus abschließen sollte. Dadurch erzeugen wir jedoch Druck. Rücken wir den Höhepunkt aus dem

Fokus und richten die Scheinwerfer auf die Berührungen an sich, so erleben wir Sexualität noch einmal ganz neu.

– Unerfüllte Sexualität kann darauf hindeuten, dass in der Partnerschaft Konflikte vorhanden sind oder andere Bedürfnisse wie der Wunsch nach geistigem Austausch, Mitgefühl oder Verständnis nicht erfüllt werden. Wer sich „nicht fallen lassen" kann, fühlt sich vielleicht nicht gut genug aufgehoben.

– Zu wenig und zu viel: Einige Menschen haben Schwierigkeiten, Sexualität genießen zu können. Sexuelle Blockaden können ein Anzeichen dafür sein, dass wir das eigene Gefühlsleben unterdrücken. Je mehr Gefühle wir verdrängen und beiseiteschieben, desto schwieriger wird es, uns einer anderen Person hinzugeben. Vorsicht ist jedoch auch für Menschen geboten, denen ihr sexuelles Verlangen lediglich als Suche nach Stimulation dient. Diese flüchten vor ihren Gefühlen, indem sie ihre Lustbegierden überkompensieren und dadurch von ihren Konflikten ablenken.

Mit Spürsinn

Kennst Du Deine sexuellen Bedürfnisse? Um eine intensive sexuelle Begegnung mit einer anderen Person erleben zu können, wirst Du nicht umhinkommen, Dich Dir selbst ein Stück zu nähern. Dieses Gespür für Dich setzt einen Bezug zu Deinem Körper und zu Deiner Lust voraus: Welche Berührungen mag ich? Was erregt mich? Stärke auch Dein Körpererleben. Lernst Du, Deinen Körper zu spüren, sensibilisierst Du Dich auch für sexuelle Empfindungen. Dabei können Dich Übungen zur Körperwahrnehmung unterstützen. Wichtig kann es zusätzlich sein, Deinen Körper so annehmen zu können, wie er ist, um Dich diesem ekstatischen Erlebnis möglichst wertfrei hinzugeben.

5.7 Tod

Der Tod kennzeichnet den Zustand nach dem körperlichen Ableben (Trachsel & Maercker, 2016). Da Ewigkeit kein Bestandteil der Materie und somit des Körpers ist, bedeutet Tod – ebenso wie Leben – immer auch Veränderung. Diese geschieht auf unterschiedlichen Ebenen: Das körperliche Ableben geht mit dem Verlust sämtlicher Vitalfunktionen (Atmung, Herzschlag und Kreislauf) einher, während das psychische Sterben das Erleben und Verhalten während des Übertritts vom Sterben zum Totsein umfasst (Wirtz, 2019). Dieser Prozess wird nach Kübler-Ross (2009) durch die folgenden gleichzeitig ablaufenden oder kurzfristig wechselnden Phasen bewältigt: Nichtwahrhabenwollen, Zorn, Verhandlung, Depression und Zustimmung.

— Spricht man über den Tod, sieht man in den meisten Gesichtern helles Entsetzen. Das zeigt, dass es sich hierbei um ein sehr heikles Thema handelt. Was passiert in Dir, wenn Du Dich mit dem Tod beschäftigst? Welche Gefühle kommen dabei auf?
— Besonders Menschen, die Angst haben zu leben, fürchten sich vor dem Tod. Weshalb? Weil der Tod zum Fluss des Lebens gehört. Wie soll man friedlich einem Ende entgegenblicken, wenn man bisher noch gar nicht richtig gelebt hat?
— Das Ende zuerst: Todesangst kann auch für die Sehnsucht bisher nicht gelebter Träume stehen. Betrachten wir unser Leben als eine Geschichte, kann es unseren Lebensweg erleichtern, das Ende vorwegzunehmen. Frage Dich hierzu, wovon Du träumst und wonach Du Dich sehnst. Hast Du Dir diese Herzenswünsche bereits erfüllt, gehst Du vielleicht leichtfüßiger durchs Leben.

- Überlege Dir, was für Dich wirklich wichtig ist im Leben. Was willst Du erreichen? Was muss passieren, damit Du eines Tages ruhig und friedlich einschlafen kannst? Und dann richte Dein Leben nach Deinen Antworten aus. Bedenke: Es geht um Dein Leben und nicht darum, die Kopie anderer zu sein. Suche nach Deinem individuellen Weg.

- „Das letzte Hemd hat keine Taschen." Widmen wir uns der Essenz dieser Aussage, wird eines schnell klar: Wir können nichts von dem, was wir besitzen, „mitnehmen". Umso wichtiger ist es, sich auf das Wesentliche zu besinnen. Gab ich in Liebe? Gewann ich Weisheit und Erkenntnis?

- So fern und doch so nah: Wenn Du Dich an jemanden erinnerst, der verstorben ist, so kann er Dir dennoch sehr nahe sein. Denke jetzt an eine Dir lieb gewonnene Person, die nicht mehr unter uns weilt. Höre ihre Stimme, rieche ihren Duft, sieh ihr Gesicht. Spüre jetzt ihre Nähe und lass sie Teil Deiner Welt sein. Nutze notfalls Bilder, Videos oder Tonaufnahmen, um Deiner Erinnerung auf die Sprünge zu helfen. Ob tot oder lebendig: Du allein entscheidest darüber, ob Dir jemand nah ist oder nicht.

- Übung „Nicht auf ein Ende warten": Hast Du die Hoffnung, dass qualvolle Gefühle mit dem Tod enden? Dann überlege Dir Folgendes: Nur weil der Körper stirbt, muss das nicht bedeuten, dass das Gefühl ebenfalls stirbt. Ob und wie es nach dem Tod für Dein Gefühl weitergehen wird, kann niemand sicher sagen. Darum sollten wir uns nicht darauf verlassen, dass sämtliche Schmerzen mit dem körperlichen Ableben enden. Fallen Dir andere Lösungen ein, um Deine Qualen aufzulösen?

Das Dreigestirn Körper, Geist und Seele

Ebenso wie die Wissenschaft und die (Welt)Religionen hat jeder Mensch seine ganz eigene Überzeugung, was nach dem Ableben mit ihm geschieht. Viele Menschen identifizieren sich sehr stark mit ihrem Körper und glauben, sie existierten aufgrund ihres Körpers. Schenken wir jedoch der Aussage Vertrauen, dass wir auch Geist sowie Seele und damit mehr als nur unser Körper sind, könnten wir vermuten, dass das Leben weitergeht, auch wenn der Körper stirbt. Wie stehst Du dazu? Glaubst Du an ein Leben nach dem Tod? Was passiert Deiner Meinung nach mit Deinem Geist und Deiner Seele, wenn Dein Körper das Zeitliche segnet?

5.8 Schmerz

Schmerz beschreibt eine unangenehme Erfahrung, die mit einer Einschränkung der Lebensqualität einhergehen kann (Wirtz, 2019). Er wird auf unterschiedlichen Ebenen wahrgenommen: körperlich, emotional und kognitiv (Wuchse & Bach, 2011). Die Empfindsamkeit, mit der eine Person auf einen Schmerz reagiert, ist interpersonell und situativ verschieden (Stumm & Pritz, 2007). Es gilt, zwischen einer akuten Schmerzerfahrung, die beispielsweise durch eine Verletzung hervorgerufen wurde, und chronischem Schmerz (z. B. wiederkehrende Rückenschmerzen) zu unterscheiden. Während akut auftretender Schmerz eine „biologische Warnfunktion" hat, tritt chronischer Schmerz zumeist losgelöst von einer konkreten Ursache auf (Wuchse & Bach, 2011).

– Autsch! Sicher kennt jeder dieses unangenehme Gefühl, sich verletzt zu haben. Betrachten wir jedoch unser Umfeld, wird uns schnell klar, dass nicht jede Person auf dieselbe Weise mit diesem Schmerz umgeht. Schmerzerfahrungen sind individuell: Manche können starke Schmerzen aushalten, ohne mit der Wimper zu zucken, während andere nicht mehr aufhören können, sich über ihre Wehwehchen zu beklagen.

- Hinter der persönlichen Schmerzempfindung stehen Bewertungen, die sich im Laufe unseres Lebens eingeschlichen haben. Einfluss darauf nimmt, wie in der Kindheit mit Schmerz umgegangen wurde. Erinnerst Du Dich an Deine Schmerzen? Wie haben Deine Eltern auf Deine Empfindungen reagiert?

- Wir versuchen häufig, Schmerz zu vermeiden. „Ein Indianer kennt keinen Schmerz", hallt es noch in Deinen Ohren. Das ist sicher sehr geschickt, denn Schmerzen haben oft einen unerfreulichen Beigeschmack. Dennoch ist es nicht förderlich, den erlittenen Schmerz beispielsweise mit einer Schmerztablette wegzuschieben. Hilfreicher ist es, sich mit ihm auseinanderzusetzen: Worauf könnte uns der Schmerz hinweisen? Was macht er deutlich?

- Jeder körperliche Schmerz ist mit einem seelischen Schmerz verbunden. Und die Schmerzen können individuell sehr verschieden sein. Magenschmerzen lösen bei Dir vielleicht das Bedürfnis nach Ruhe und einer Wärmflasche aus, ein anderer fühlt sich hingegen schwächlich und ärgert sich über diese Schwäche. Benutze Deine Schmerzen als Informationsquelle, welche tieferen Gefühle sich in Dir verbergen. Frage Dich deshalb: Welchen typischen Schmerzen bist Du ausgesetzt? Welche Kognitionen lösen diese Schmerzen in Dir aus? Welche Empfindungen hättest Du, wenn diese Schmerzen nicht vorhanden wären?

Wohltat Körperwärme

Körperkontakt kann Verspannungen lösen und Schmerzen lindern. Möchtest Du das ausprobieren, kannst Du Deine Hände reiben, bis sie förmlich glühen, und sie anschließend auf die schmerzende Stelle legen. Erinnere Dich dabei an die schönsten Momente Deines Lebens. Spüre die innere Freude, genieße diesen Augenblick. Lächle und atme die Gesundheit ein und den Schmerz aus. Führe dies einige Minuten fort. Diese Übung kannst Du auch zu zweit durchführen. Legt Dir eine andere, Dir vertraute Person ihre Hände auf Deine schmerzende Stelle, kannst Du noch besser loslassen.

5.9 Bewegung

Bewegung als körperliche Ertüchtigung hat vielerlei Vorzüge: So ist Sport beispielsweise ein gutes Ventil für Stress (Amend, 2015). Zusätzlich kann Bewegung im Rahmen der Körper- und Bewegungstherapie das Körpererleben, die Sensibilität sowie die Ausdrucks- und Entspannungsfähigkeit erhöhen (Wirtz, 2019). Neben der äußerlich sichtbaren, sensumotorischen Bewegung existieren jedoch auch noch weitere Arten der Bewegung: Die innere Bewegung in Form von Rührung und emotionaler Ergriffenheit (Dudenredaktion, 2020), die geistige Beweglichkeit sowie der soziale Handlungsvollzug (Stumm & Pritz, 2007). Diese Facetten gestalten die sogenannte „Lebensbewegung" (Stumm & Pritz, 2007).

- Liegt die Kraft in der Ruhe oder in der Bewegung? Oder in beidem?
- Damit es Dir leichter fällt, regelmäßige Bewegung in Deinen Alltag zu integrieren, kläre für Dich folgende Rahmenbedingungen: Bewegst Du Dich lieber an der

frischen Luft oder in klimatisierten Fitnessstudios? Bist Du lieber schnell oder langsam unterwegs? Läufst Du lieber auf Gras, Teer, Tartan oder im Wald? Mit nackten Füßen, in Socken, Lauf- oder Wanderschuhen? Oder gar mit Schwimmflossen?

– Als Faustregel gilt: Forderung ja, Überforderung nein. Quäle Dich nicht, wenn Du Dich körperlich bewegst. Die ausgewählte Strecke und das Tempo sollten so gewählt sein, dass es Dich zwar fordert, aber nicht überfordert.

– Wer rastet, der rostet: Körperliche Bewegung kann helfen, den Körper jung zu halten. Geistige Bewegung kann selbiges für Deinen Geist tun. Fordere Dich deshalb nicht nur mit körperlicher Ertüchtigung, sondern bringe auch Bewegung in Dein Denken. Die Möglichkeiten dazu sind nahezu unbegrenzt: Lies regelmäßig ein Buch oder einen Artikel in der Zeitung, höre Podcasts, schaue Dokumentationen, spiele eine Runde Schach, löse ein Kreuzworträtsel oder triff Dich mit jemandem, der Dich in eine anspruchsvolle Diskussion verwickelt. So bleibst Du auch geistig auf Zack und wirst im ewigen Jungbrunnen noch Deine Urenkel baden sehen.

– Manchmal geschehen Ereignisse, die Dich innerlich aufwühlen. Sie bewegen Dich. Um dem, was Dich bewegt, Ausdruck zu verleihen, kann es helfen, sie in tatsächliche Bewegung umzusetzen. Ob Du dazu die Musik laut aufdrehst und durchs Wohnzimmer tanzt, bei einem leisen Spaziergang den Tränen freien Lauf lässt oder Dir ein paar Dehnübungen helfen, die Haltung zu bewahren, entscheidest Du.

– Nicht nur unser Körper und unser Geist sind imstande, sich zu bewegen. Bewegung impliziert Veränderung, Veränderung wiederum ist Ausdruck des gesamten Lebens. Lerne, Dich mit dem Leben zu bewegen – nicht zu schnell, nicht zu langsam.

Wald-ness

Nutze einen freien Moment für einen Waldspaziergang der besonderen Art. Gehe hierfür am besten barfuß. Spüre nicht nur den Boden, sondern schenke auch dem besonderen Waldklima Deine Aufmerksamkeit. Kennst Du diese Blume am Wegesrand? Wie fühlt sich die Rinde der Eiche an? Und wie die der Buche nebenan? Wenn Du es wagst, probiere den Geschmack von Erde, die Bitternis von Löwenzahn, nussige Bucheckern. Lass deine Nase den Duft der Natur riechen, das Harz der Bäume, die jungen Blätter im Frühling, den Geruch von Sommergewitter oder Schnee. Fordere Deine Sinne und versuche, Bäume und Vogelstimmen zu bestimmen. Spüre in Dich hinein und entdecke die Gefühle, die in diesem Moment auftauchen. Wie Du in den Wald gingst, kommst Du hoffentlich nicht heraus – sondern freier, leichter, beschwingter.

5.10 Schlaf

Schlaf ist das beste Mittel gegen Müdigkeit. Er bezeichnet einen natürlichen Verlust des Bewusstseins, welcher regelmäßig wiederkehrend auftritt und sich dabei an unserer „biologischen Uhr" orientiert. Er beinhaltet unterschiedliche Stadien, die sich alle 90 Minuten wiederholen und an verschiedenen Gehirnaktivitäten zu erkennen sind (Myers, 2014). Ist der Schlaf beeinträchtigt, spricht man von Schlafstörungen. Diese sind von temporären, aufgrund von Aufregung auftretenden Ein- oder Durchschlafschwierigkeiten abzugrenzen (Myers, 2014). Zumeist ist erholsamer Schlaf kein Zufall, sondern er belohnt uns, wenn wir abends ausgeglichen ins Bett fallen (Hüttner, 2019).

– Der Schlaf ist die Zeit, in welcher der Verstand schläft. Wenn wir wach sind, sind wir überwiegend im Bewusstsein. Der Schlaf hingegen bietet die Möglichkeit, mehr über unser Unterbewusstsein zu erfahren.

- Schlaf bedeutet maximale Ruhe. Es gibt keinen entspannteren Zustand. Er ermöglicht Dir, Kraft zu tanken. Dein Körper erholt und regeneriert sich und sammelt Energie für die kommenden Aufgaben. Schlaf ist außerdem wichtig für Dein Gedächtnis. Um Gelerntes zu verarbeiten und Dir längerfristig zu merken, solltest Du ausreichend schlafen.
- Nicht jeder schläft wie ein Murmeltier: Wie fühlst Du Dich nach dem nächtlichen Schlaf? Hast Du Probleme, ein- oder durchzuschlafen? Welche Emotionen löst das in Dir aus? Diese zeigen Dir, was die Gründe für Deine Schlafprobleme sind. Setze Dich mit ihnen auseinander und erfahre mehr über Dich.
- Es gibt keine goldene Regel dafür, wann und wie lange Du schlafen solltest. Das hängt vor allem davon ab, wie erholsam Dein Schlaf ist. Deshalb ist es hilfreich, intuitiv zu schlafen: Versuche, möglichst oft ohne Weckerklingeln am Morgen zu erwachen, steh auf, wenn Du Lust auf den Tag hast und zwing Dich nicht, schlafen zu müssen. Nutze stattdessen die Zeit, in der Du wach liegst, für Dich.
- Lüfte noch einmal kurz vor dem Einschlafen Dein Schlafzimmer – und auch Deine Emotionen: Für einen erholsamen Schlaf ist es wichtig, abschalten zu können. Wir alle kennen das Gefühl, nach dem Zubettgehen noch länger wach zu liegen und nicht einschlafen zu können. Dann kreisen die Gedanken, und uns überkommen Gefühle, die bisher keinen Platz hatten. Biete Deinen Emotionen eine Gelegenheit zur Entfaltung, indem Du weinst, schreist oder Dir Deinen Kummer von der Seele schreibst, bis Du innerlich zur Ruhe kommst.
- „Nach dem Zähneputzen kommt die Schlafhygiene." Achte darauf, was Du vor dem Zubettgehen tust. Wissenschaftliche Untersuchungen belegen, dass Du besser schlafen kannst, wenn Du eine Abendroutine hast.

Außerdem solltest Du auf unnatürliche Lichtquellen und den Gebrauch technischer Geräte verzichten. Befreie den Raum, in dem Du schläfst, von unnötigem Ballast. Versuche, noch einmal Revue passieren zu lassen, was Du an diesem Tag Schönes erlebt hast. Das ist nicht immer ganz einfach, aber vielleicht hilft es, sich auf die kleinen Dinge zu fokussieren: Hast Du vielleicht eine nette Begegnung gehabt? Schien die Sonne? Hast Du etwas gegessen, was Dir besonders gut geschmeckt hat?

„Wenn Dein Körper schläft, kann Deine Seele erwachen."

Fabelwesen, Horrorszenarien, Liebesgeschichten – all das kann Dir des nachts begegnen. Die meisten Menschen träumen fantasievolle, teils jedoch auch viel Verwirrung stiftende Geschichten. Oftmals können sie mit dem Inhalt ihrer Träume nichts anfangen, weshalb diese schnell wieder in Vergessenheit geraten. Es lohnt sich jedoch, genauer hinzusehen: All die Dinge, denen wir tagsüber zu wenig Aufmerksamkeit schenken oder zu denen wir keinen bewussten Zugang haben, können sich in unserer Traumwelt entfalten.

Nicht die Bilder im Traum wollen uns etwas mitteilen, sondern die Gefühle, die wir währenddessen erleben, denn unsere Träume spiegeln die Grundmuster unserer Gefühlswelt wider. Sie können Ausdruck unseres persönlichen Erlebens sein. Prüfe, welche Gefühle Du im Traum hast: Tauchen da vielleicht versteckte Freude, Wut oder Angst auf?

Um Dich mit diesem nächtlichen Phänomen vertraut zu machen, kann Dir ein Traumtagebuch helfen. Lege Dir dazu ein Heft und einen Stift neben Dein Bett. Jeden Morgen direkt nach dem Erwachen bleibst Du kurz liegen, lässt die Augen geschlossen und die Erinnerung an Deine Träume zu Dir kommen. Dann fasst Du kurz zusammen, woran Du Dich erinnern kannst. Lege den Fokus dabei auf die mit dem Geträumten assoziierten Gefühle. Anschließend kannst Du Dich in einer ruhigen Minute damit auseinandersetzen, was das Erinnerte für Dich bedeutet: Was verbindest Du damit? Welchen Zusammenhang erkennst Du? Wie kann Dir das helfen?

Literatur

Amend, A. (2015). *Ein Leben in Balance. Ganzheitliche EinfÜhrung in die Gesundheit von Körper, Seele und Geist.* Springer.

Brooks, C. (1984). *Erleben durch die Sinne. Sensory Awareness.* Jungfermann.

Bucay, J. (2016). *Das Buch der Begegnung. Wege zur Liebe.* Fischer Taschenbuch.

Dudenredaktion. (2020). *Duden – Die deutsche Rechtschreibung: Das umfassende Standardwerk auf der Grundlage der aktuellen amtlichen Regeln.* Bibliographisches Institut.

Ellrott, T. (2007). Wie Kinder essen lernen. *Ernährung, 1,* 167–173.

Hartmann-Kottek, L. (2012). *Gestalttherapie.* Springer.

Hüttner, A. (2019). *Hinter den Kulissen von Psychotherapie. Spannende Fälle und wie Sie Ihr Leben dadurch bereichern.* Springer.

Joraschky, P., & Pöhlmann, K. (2008). Theorien zum Körpererleben und ihre Bedeutung für das Körpererleben von Patienten mit Essstörungen. In P. Joraschky, H. Lausberg, & K. Pöhlmann (Hrsg.), *Körperorientierte Diagnostik und Psychotherapie bei Essstörungen* (S. 25–34). Psychosozial.

Kasl, C. (2000). *Zen oder die Kunst, sich zu verlieben. Ein spiritueller Leitfaden.* Econ Taschenbuch.

Kepner, J. (1988). *Körperprozesse. Ein Gestalttherapeutischer Ansatz.* Edition Humanistische Psychologie.

Krauss-Kogan, W. (2006). *Die Bedeutung des Körpers in der Gestalttherapie. Handbuch für Körperpsychotherapie.* Schattauer.

Kübler-Ross, E. (2009). *Interviews mit Sterbenden.* Kreuz.

Lichtenberg, J. D. (2007). *Kunst und Technik psychoanalytischer Therapien.* Brandes & Apsel.

Middendorf, I. (1988). *Der Erfahrbare Atem.* Jungfermann.

Myers, D. G. (2014). Bewusstsein und der zweigleisige Verstand. In D. G. Myers (Hrsg.), *Psychologie* (S. 89–134). Springer.

Rutte, R., & Sturm, S. (2018). *Atemtherapie.* Springer.

Steffen, A. (2019). *Impulse zur eigenen Veränderung. Selbstcoaching mit dem Prinzip von Weniger und Mehr.* Springer.

Stumm, G., & Pritz, A. (2007). *Wörterbuch der Psychotherapie*. Springer.

Trachsel, M., & Maercker, A. (2016). *Lebensende, Sterben und Tod*. Hogrefe.

Tschacher, W., & Storch, M. (2010). Embodiment und Körperpsychotherapie. In A. Künzler, C. Böttcher, R. Hartmann, & M.-H. Nussbaum (Hrsg.), *Körperzentrierte Psychotherapie im Dialog, Grundlagen, Anwendungen, Integration. Der IKP-Ansatz von Yvonne Maurer* (S. 161–175). Springer.

Wirtz, M. A. (2019). *Dorsch – Lexikon der Psychologie*. Hogrefe.

Wuchse, D., & Bach, M. (2011). Chronischer Schmerz. In J. Lehrner, G. Pusswald, E. Fertl, W. Strubreither, & I. Kryspin-Exner (Hrsg.), *Klinische Neuropsychologie* (S. 411–424). Springer.

6

Psychische Gesundheit

„Man fürchtet auch das, von dem man glaubt, dass es nicht
geschehen kann." (nach Seneca)

6.1 Einleitung

Na, toll! Hier wird man mit psychischer Gesundheit ge-
ködert und dabei handelt es sich doch wieder nur um
Krankheiten! Burnout, Depression, Panik, Sucht, Zwang –
hat denn niemand mehr was Neues zu bieten?

Irrtum, wir sprechen hier nicht über Krankheiten. In
diesem Kapitel lernst Du, warum Deine sogenannten
Krankheiten ein wahrer Segen sind. Indem wir lernen, die
Diagnosen als Hinweisschilder zu nutzen, können wir das
Leben in eine Richtung lenken, die uns mehr Rückenwind
beschert.

© Der/die Autor(en), exklusiv lizenziert durch Springer-Verlag GmbH, **115**
DE, ein Teil von Springer Nature 2022
A. Hüttner, C. Hübner, *Eine Anleitung zum Glücklichsein*,
https://doi.org/10.1007/978-3-662-64247-4_6

6.2   Psychische Gesundheit

Die physische und mittlerweile auch die nicht minder wichtige psychische Gesundheit haben gemeinhin einen hohen Stellenwert. Doch was ist Gesundheit nun? Zustand, aktiver Prozess, Fähigkeit oder glückliche Fügung? – Die verschiedenen Konzepte reichen weit über die einfache Kategorisierung in „gesund" oder „krank" hinaus. Während einige Theorien davon ausgehen, dass Gesundheit der „Normalzustand" im Leben ist, gibt es ebenso Ansätze, die Gesundheit eher als Ausnahme und Schmerzen als essenzielle Bestandteile der Existenz betrachten (Jerich, 2016). Letztlich entscheidet jedoch jeder Einzelne für sich selbst, ob er sich gesund fühlt, und bezieht dabei Aspekte wie die eigene Lebensfreude und Leistungsfähigkeit sowie das Gefühl persönlicher Stärke in unterschiedlicher Wertigkeit mit ein (Wirtz, 2019).

* „Mens sana in corpore sano", so formulierte es der römische Dichter Juvenal: Es ist wichtig, die körperliche und die mentale Gesundheit nicht getrennt voneinander zu betrachten.
* Körperliche Symptome psychischer Herkunft? In puncto körperlicher Gesundheit wünschen wir uns oft unmittelbare Ursachen. Haben wir Magenprobleme, schieben wir es auf das letzte Essen, bei innerer Unruhe sprechen wir den Kaffee schuldig und unsere Kopfschmerzen begründen wir mit zu wenig Schlaf. Das kann natürlich der Fall sein. Manchmal lohnt es sich jedoch, genauer hinzusehen: Was hast Du sinnbildlich noch zu verdauen? Was beunruhigt Dich? Was lässt Deinen Kopf brummen?

* Nicht gesund zu sein, ist für viele Menschen zu Recht ein leidvolles Thema. Krankheiten bieten jedoch auch die Möglichkeit, etwas über sich zu lernen oder sich selbst das zu schenken, was bisher zu kurz kam: Aufmerksamkeit, Zeit und Ruhe. Was hast Du in Momenten, in denen Du Dich krank gefühlt hast, über Dich gelernt? Welche Geschichte erzählen Deine derzeitigen körperlichen oder psychischen Symptome über Dich?

* Viele, die sich krank fühlen, hoffen, dass ein Arzt oder Psychotherapeut sie gesund macht oder ein Medikament sie heilt. Die Alarmglocken schrillen oft erst, wenn die Tablette nicht mehr wirkt und selbst der Arzt oder Psychotherapeut nicht weiterwissen. Dabei vergessen die meisten, dass sie auch selbst Verantwortung übernehmen können. Es ist unumgänglich, sich um sich selbst und damit auch um das eigene Wohlbefinden zu kümmern und Experte für die eigene Gesundheit zu werden.

* Gesundheit wird oft mit Wohlbefinden gleichgesetzt. Je gesünder wir uns fühlen, desto wohler fühlen wir uns in unserem Körper. Deshalb gilt die Gesundheit als wichtige Ressource. Insbesondere mit zunehmendem Alter wird die Bedeutung von Gesundheit immer größer. Was tust Du schon jetzt für Dein Wohlbefinden?

* Gesund zu sein – physisch und mental – ist einer der wohl am häufigsten genannten Wünsche und für viele ein wichtiges Ziel im Leben. Dies sollte aber die Folge eines gesunden Lebensstils sein, kein bloßer Wunsch. Vielleicht ist es hilfreich, Gesundheit als eine Art Belohnung anzusehen, wenn wir uns im Leben das nehmen, was wir brauchen und nach den Sternen greifen.

Marathonläufer

Bist Du schon einmal einen Marathon gelaufen? Ich auch nicht. Aber es ist mir zu Ohren gekommen, dass ein Marathonläufer die meisten Schmerzen erst nach dem Zieleinlauf registriert. Bis zum Ziel ist er damit beschäftigt, die Ziellinie zu überqueren. Erst in seiner Ruhephase, nachdem die Anstrengung vorbei ist, spürt er seinen Schmerz.

Im Leben ist es manchmal ähnlich: Am Wochenende leiden wir unter Kopfschmerzen, weil die Woche zu vollgepackt war. Im Urlaub werden wir krank, weil der Körper die zu hohe Belastung vorher nicht verarbeiten konnte und sich nun erholt. Die Ursache und das Auftreten von Symptomen müssen nicht zeitlich eng miteinander zusammenhängen.

6.3 Exkurs Psychische Gesundheit

Iris Koch, Psychologische Psychotherapeutin

„Jeder ist seines Glückes Schmied."

Aber was, wenn mir das Schmiedefeuer oder der Hammer fehlt? Oder mir niemand zeigt, worauf ich achten muss? Wir haben nicht alle die gleiche Grundausstattung an seelischen, körperlichen und intellektuellen Anlagen. Oft wird uns nur eine sehr eingeschränkte Auswahl an Richtungen angeboten oder vorgelebt, in die wir uns entwickeln könnten. Was für den einen Menschen eine gute Wahl zu sein scheint, ist für den anderen eine Überforderung oder todlangweilig oder nicht erreichbar.

Trotzdem müssen wir alle Lösungen finden, wie wir mit dem, was uns das Leben auftischt, klarkommen. Und auch das ist alles andere als gleichmäßig verteilt. Wir müssen lernen, wie wir mit Angst, Verletzung, Trennung und Schmerz einen Umgang finden. Viele bekommen da gutgemeinte

Unterstützung, die oft überhaupt nicht hilfreich ist, weil der Helfer nur weitergeben kann, was er selbst hat, und das kann für die Situation oder den Leidtragenden völlig unangemessen sein. Wir müssten auch lernen, wie wir mit Freude, Spaß und Liebe umgehen sollten, aber da wird oft so getan, als ob das ein Automatismus sei, der sich von selber ergibt. Statt zu lernen, wie wir Kraft und Zufriedenheit tanken, um uns dem nächsten Problem mit mehr Energie stellen zu können, wird das dem Zufall überlassen. Im Gegenteil, Selbstfürsorge hat fast schon einen Hauch von Unmoral oder Egoismus.

Damit ist klar: Wir haben ganz unterschiedliche Grundvoraussetzungen, Hilfen und Hindernisse bei der Suche nach Lebenszufriedenheit und treffen dann noch auf ganz unterschiedliche Messlatten bei denen, die uns bewerten: Eltern, Lehrer, Partner, Freunde …

Am Ende wurschteln wir uns durch. Jeder hat das eine oder andere Problem mehr oder weniger gut bewältigt: Diese Strategie wird dann wieder angewandt, ob es passt oder nicht, und egal, wie sich das auf Dauer auswirkt. Dass es eine viel bessere Lösung geben könnte, wird von der Umwelt und uns selbst oft gar nicht wahrgenommen. Es ist wie früher mit den Schuhen: Die Damengrößen endeten schon bei 41 und der Herrenschnitt war für meine Füße viel zu weit. Noch heute trage ich am liebsten Sandalen oder Schnürschuhe, obwohl, mit etwas Glück, heute für jeden Fuß etwas zu finden ist.

Oft wollen wir nicht einmal unser Glück schmieden, sondern nur eine schwierige Situation überstehen – und sind überfordert. Was auch immer dann hilft (im ersten Moment zumindest), wird in der nächsten schwierigen Situation wieder versucht, passt meist nicht richtig und wird angepasst oder – mangels besserer Alternativen – trotzdem angewandt. Es scheint zu helfen, und wir versuchen es zu perfektionieren. Vielleicht werden wir dafür sogar gelobt oder die erwartete Katastrophe bleibt aus. Dann beginnen wir, an die Lösung zu glauben, selbst wenn sie nichts löst. So sind wir Menschen: Wir spielen Lotto, auch wenn wir wissen, wie gering die Chance ist.

Was aber, wenn die Lösung, die wir oft gar nicht bewusst wählen, sondern die automatisch von unserem Geist ausgelöst wird, auf lange Sicht Nebenwirkungen hat? Wollen wir das überhaupt wissen, wenn wir keine Alternative haben? Eine Phobie war irgendwann ein rettender Schutzwall, bevor sie die Mauern unseres Gefängnisses bildete. Drogen haben am Anfang fast immer eine positive Wirkung gehabt, nur liegt in ihrer Natur, dass sie außer Kontrolle geraten. Psychosomatische Störungen sind keine eingebildete Krankheit, sondern Erkrankungen, die zu einem Zeitpunkt positive Nebenwirkungen hatten und nun auch ohne Krankheitserreger zurückkommen. Wir haben diese Krankheiten nicht gewählt, sondern das Beste aus dem gemacht, was wir hatten. Wir?

Ich bin überzeugt davon, dass jeder Mensch sich ungesunde Abkürzungen angewöhnt hat, statt zu lernen, gut für sich zu sorgen. Und solange der Leidensdruck nicht zu groß wird, die Umgebung uns dafür lobt oder wir keine Idee haben, dass es auch anders gehen könnte, greifen wir immer wieder auf die gleichen Lösungswege zurück – ohne zu merken, dass wir gar nicht unser Glück schmieden. Wir = JEDER EINZELNE MENSCH!

6.4 Stress

Stress entsteht gemäß dem Transaktionalen Stressmodell von Lazarus, wenn die äußeren Anforderungen und die eigenen Ressourcen, die zur Bewältigung dieser zur Verfügung stehen, nicht übereinstimmen. Dies führt zu einer auf verschiedenen Ebenen wahrgenommenen Belastung, die oftmals mit einem Gefühl von Anspannung und Druck einhergeht. Durch das Erleben von Stress schüttet der Körper vermehrt Stresshormone aus, die sich auf unser psychisches und körperliches Wohlbefinden auswirken (Wirtz, 2019). Eine wichtige Rolle bei der Entstehung von Stress spielt die subjektive Bewertung potenzieller Stresssituationen. Dies kann man sich im Rahmen der Stressbewältigung zunutze machen. Es gibt jedoch nicht nur negativ empfundenen Stress, in Form von Eustress kann Stress auch motivierend wirken, uns zu Höchstleistungen bringen und unser Überleben in einer Fight-or-Flight-Reaktion sichern (Keller, 2014).

* Stress ist kein Gefühl als solches, sondern entsteht, indem wir gegen unsere Gefühle ankämpfen, beispielsweise gegen Trauer, Wut oder Angst.
* Fühlt man sich dauerhaft gestresst, spiegelt sich dies in verschiedenen Bereichen des alltäglichen Lebens wieder. Während der eine gereizter und unzufriedener reagiert, plagt sich der nächste eher mit Schlafschwierigkeiten, Magenschmerzen oder Hautproblemen.
* Wir können aktiv Einfluss auf unser Stresserleben nehmen, denn wir erzeugen Stress oft durch unsere Sicht. Demnach können wir auch darüber entscheiden, was uns stresst und was nicht: Wir müssen nicht alles tun, was von uns gefordert wird. Die Haltung dazu könnte lauten: „Das sind Deine Erwartungen an mich. Die lasse ich bei Dir." Kommen wir nicht darum herum, können wir versuchen, die Dinge, die wir tun sollten, mit einem Lächeln zu tun.
* Einige Menschen neigen dazu, ihren Stress auf eine ungünstige Art und Weise zu kompensieren, indem sie

übermäßig viel oder zu wenig essen, Alkohol trinken oder sich sozial zurückziehen. Möchtest Du Dir eine erholsamere Auszeit von Deinem Stress nehmen, dann könntest Du auf Stille oder Musik, Bewegung an der frischen Luft, Zeit mit Deinen Freunden, Entspannungsübungen, gezieltes Nein-Sagen oder auch das Festlegen erreichbarer Ziele zurückgreifen.

Spielball Stress

Um die Entstehung von Stress zu erklären, ist das Bild eines Wasserballs hilfreich: Sind wir bemüht, den Ball unter Wasser zu halten, verwenden wir all unsere Energie darauf. Das kostet uns viel Kraft. Je höher der Ball steigt, desto mehr setzt uns das unter Druck und wir erleben Stress, denn wir verfehlen damit ganz klar unser Ziel.

Der Wasserball spiegelt dabei unsere Gefühle wieder. Ganz entscheidend ist, dass Stress kein eigenständiges Gefühl ist, sondern dadurch entsteht, dass wir gegen unsere Gefühle ankämpfen und sie unterdrücken.

Wie gelöst könnten wir agieren, wenn wir den Ball einfach an die Oberfläche lassen würden und ihm dorthin folgen, wohin die Wellen ihn treiben?

6.5 Burnout

Ein Burnout beschreibt die Empfindung einer Erschöpfung als Resultat dessen, dass man alle Energiereserven restlos aufgebraucht hat (Kollak, 2008). Die Symptome einer solchen Krise zeigen sich in Form von Überforderung, Unzufriedenheit sowie einem Gefühl der Selbstentfremdung und ähneln damit denen einer Depression (Wirtz, 2019). Eine hohe Verwundbarkeit, eine verminderte Stresstoleranz, eine geringe situative Anpassungsfähigkeit und ein überhandnehmendes Perfektionismusstreben begünstigen die Entstehung eines Burnouts (Kollak, 2008). Besonders

Care-Berufe, die darauf abzielen, andere Menschen zu unterstützen oder zu versorgen, wie beispielsweile Ärzte, Pfleger oder Lehrer, sind davon betroffen.

* Wenn man erst einmal Feuer gefangen hat: Engagierte Menschen sind (auf dem Arbeitsmarkt) tendenziell sehr begehrt. Sie zeigen vollen Einsatz und wirken damit ansteckend und motivierend. Hierbei ist jedoch Vorsicht geboten, denn mit einem zu hohen Engagement kann man sich schnell selbst überfordern.

* Menschen, die einen Burnout erleiden, erkennen häufig ihre persönlichen Grenzen nicht rechtzeitig oder übergehen diese absichtlich, um gesteckte Ziele zu erreichen oder Anforderungen nachzukommen. Deshalb ist es hilfreich, die Energie, die man aufbringt, immer wieder mit den aktuellen Energiereserven abzugleichen.

* Oftmals fällt es uns schwer, aus diesem akuten Erschöpfungszustand in ein ausgeglichenes Anspannungs-Entspannungs-Verhältnis zurückzukehren. Um sich dieser Ausgeglichenheit wieder zu nähern, können folgende Fragen hilfreich sein: Erinnerst Du Dich an die Zeit, als Du noch keine Anzeichen eines Burnouts hattest? Welche (Arbeits-)Bedingungen waren damals vorhanden? Wie sah Dein privates Umfeld aus?

* Viele Menschen neigen dazu, sich aufzuopfern, die eigenen Gefühle zu überrennen und an vielen Fronten gleichzeitig zu kämpfen. Diesem Anspruch können wir jedoch nur kurze Zeit gerecht werden. Auf lange Sicht ist es nicht möglich, die ganze Zeit unter Starkstrom zu stehen, weil uns das zu viel Energie kostet. Umso wichtiger ist es, auch mal auf Sparflamme zu leben und Fabelwesen im abendlichen Lagerfeuer zu entdecken.

* Sonnenschein gibt es selten allein: Auch wenn immer wieder suggeriert wird, dass man möglichst positiv und

gelassen durchs Leben gehen sollte, muss das nicht jeden Tag so sein. Es ist vollkommen in Ordnung, wenn Du manchmal den Ausweg nicht siehst oder über das Ziel hinausschießt und deshalb traurig, wütend oder verzweifelt bist. Das ist nichts, was Dich beunruhigen sollte. Zwanghafte Positivität macht nämlich krank und erhöht das Risiko für ein Burnout. Menschen, die das ganze Gefühlsspektrum erleben, bewahren sich davor.

Selbstfürsorge ist das A und O

Du kannst einem Burnout vorbeugen, indem Du Dich gut um Dich selbst kümmerst. Diese Selbstfürsorge kann sich auf verschiedene Bereiche des Lebens beziehen: Im Arbeitsalltag ist es wichtig, einen Sinn in der Tätigkeit zu finden und auf regelmäßige Pausen zu achten. Sie helfen Dir dabei, Dich von Deiner Arbeit zu distanzieren, und liefern einen guten Ausgleich. In Deiner Freizeit kann es Dir zugutekommen, wenn Du Dir immer wieder Zeit für Dich nimmst, Deinen Hobbys nachgehst und Freunde triffst. Ein heißes Bad, ein Abendspaziergang oder ein Mittagsschlaf am Wochenende sollen Deine Erholung fördern. Um der eigenen Überforderung einen Strich durch die Rechnung zu machen, kann es hilfreich sein, Dir realistische Ziele zu setzen und einmal wöchentlich aufzuschreiben, was Du bereits geschafft hast.

6.6 Sucht

Zumeist entwickelt sich eine Sucht aus einem vorher bestehenden Laster. Abhängig ist dies sowohl von Persönlichkeitsmerkmalen wie der individuellen Verletzlichkeit als auch von situativen Einflüssen und Belastungsfaktoren (Wirtz, 2019). Menschen ohne Beziehung zu sich selbst sind dabei besonders gefährdet (Auktor, 2015). Die Therapie einer Sucht ist immer wieder mit Rückfällen verbunden, denn es ist schwierig, eine bestehende Suchtstruktur aufzulösen (Prölß et al., 2019): Ein (körperlicher) Entzug reicht oft nicht aus; wichtiger ist es, die wahren Gründe für das Suchtverhalten zu erkennen und zu bearbeiten.

* Das Sehnen hinter der Sucht: Hinter jeder Sucht verbirgt sich eine Sehnsucht, also der innige Wunsch nach etwas und die entsprechende Suche danach. Sprechen wir hier der Einfachheit halber von der Suche nach dem Glück, vielleicht ist es aber auch eine Suche nach Geborgenheit, Vertrautheit oder Liebe. Mache Dir dies bewusst und begib Dich auf die Suche nach Deinen ungestillten Bedürfnissen.
* Wer Süchten unterliegt, hat etwas Grundlegendes erkannt: Dass ihm etwas Entscheidendes in seinem Leben fehlt oder er glücklicher sein möchte, als er es aktuell ist. Diese Erkenntnis, dass das tägliche Leben mehr glückliche Momente beinhalten sollte, ist sehr wertvoll, um grundlegende Veränderungen im Alltag vorzunehmen.
* Nicht jeder, der such(t)et, findet: Dass eine Droge glücklich macht, ist natürlich nur eine Halbwahrheit. Am Abend lebst Du den Rausch, am Morgen begrüßt Dich der Kater, doch dieser trägt kein seidenes Fell. Magst Du das höchste Hoch erleben, so schmerzt es doch, wenn Du wieder zu Boden fällst. Das Vergnügen, welches Du hast, ist also nur ein kurzes. Woran das liegt? Du benutzt äußere Mittel, mit denen Du einen Mangel in Dir beheben möchtest, und machst so das Außen laut, damit das Innen leiser wird. – Das kann nicht lange gut gehen.
* Sucht steht somit für Stimulation, Kompensation und Ersatzbefriedigung. Dass sich Flucht auf Sucht reimt, kann kein Zufall sein. Doch welchen Reim machen wir

uns darauf? Letztlich verbirgt sich hinter der Sucht die Angst, sich selbst zu fühlen. Aus dieser Angst heraus fliehen Menschen in eine Abhängigkeit und versuchen so, ihre raue Welt weicher zu zeichnen oder Schmerzen zu lindern. Das ist sehr verständlich, führt aber dazu, dass man sich selbst die Möglichkeit nimmt, sich mit den eigenen lebensrelevanten Themen auseinanderzusetzen.

* Um Deine Sucht zu befriedigen, bedienst Du Dich verschiedener Suchtmittel. Manche davon erkennst Du auf den ersten Blick vielleicht gar nicht. So können auch der Einkaufsbummel, Essen oder Beziehungen zur Sucht werden. Welcher Suchtmittel bedienst Du Dich? Welches Gefühl löst das Suchtmittel in Dir aus? Wie könntest Du dieses Gefühl auf andere Weise erhalten?

* Süchtige Menschen suchen einen Boden, der sie hält, der sie auffängt, wenn sie fallen, auf den sie sich verlassen können, obwohl sie sich verlassen fühlen. Spring Deinen lieben Mitmenschen zur Seite, schenke ihnen diesen Halt, den sie im Moment nicht in sich selbst finden können.

Was wir von Kindern lernen können

Wenn ich mich in unserer Gesellschaft umsehe, so kann ich nur wenige glückliche Menschen finden, und von diesen wenigen sind die meisten Kinder. Was machen sie so grundlegend anders als wir Erwachsenen? Sie leben wesentlich intuitiver und sind somit näher an ihren Gefühlen, Bedürfnissen und damit ihrem Innenleben. Ist Dir mal aufgefallen, wie oft ein Kind am Tag lacht, im Kreis seiner Freunde, und wie oft die meisten Erwachsenen? Dieses Kind trägt jedoch auch jeder Erwachsene noch in sich: Frage deshalb Dein inneres Kind, wie es sich fühlt und was es wirklich braucht. Denn auch Dein erwachsenes Ich hat das Recht, glücklich zu sein.

6.7 Trauma

Ein Trauma ist eine heftige seelische Erschütterung, die durch die Verletzung persönlicher Grenzen entsteht. Nach der Traumatheorie ist nicht das Ereignis an sich, sondern das emotionale Erleben dieser Situation ausschlaggebend (Wirtz, 2019). Die dabei erlebten Gefühle können so überwältigend sein, dass das Erlebte nicht verarbeitet und integriert werden kann (Wirtz, 2019). Als Resultat daraus kann eine posttraumatische Belastungsstörung entstehen, die man an Symptomen wie dem ungewollten Wiedererleben der traumatischen Situation durch Flashbacks, an intensiven Gefühlen oder emotionaler Taubheit, an Schreckreaktionen oder einer erschütterten Sicht auf sich selbst und die Welt erkennen kann (APA 2013, zitiert nach Falkai & Wittchen, 2015).

* Erlittene Traumata ziehen sich meist durch unser gesamtes Leben. Wenn uns schon früh in der Kindheit ein Trauma widerfährt, verändert es maßgeblich unsere Wahrnehmung. Wir sehen fortan die Welt durch die Brille dieses traumatischen Ereignisses. Um uns zu schützen, handeln wir künftig auch entsprechend diesen Erfahrungen.
* Ein Trauma ist immer subjektiv zu sehen: Mag es für andere nicht schlimm erscheinen, kann es für Dich eine Katastrophe darstellen. Deshalb ist es wichtig, mit Aussagen wie „Stell Dich nicht so an!" oder „Das ist doch nur eine Lappalie" vorsichtig zu sein. Wir wissen nie, wie weit die Verletzung eines anderen wirklich reicht.
* Ein traumatisches Erlebnis überflutet uns emotional. Mit einer solchen Vielzahl und Intensität an Gefühlen sind wir maßlos überfordert und deshalb außerstande,

all jene Empfindungen zeitnah und angemessen zu verarbeiten. Erst nach und nach kann das Erlebte integriert werden. Um der bis dahin vorherrschenden Maßlosigkeit entgegenzuwirken, kann es helfen, sich an klare Strukturen und feste Regeln zu halten.

* Nicht wenige Menschen haben – besonders in ihrer Kindheit und Jugend – emotionale Erschütterungen erlitten, die im Verborgenen ihr Unwesen treiben. Um Deinen eigenen Schutz- und Abwehrmechanismen auf die Schliche zu kommen, solltest Du Dir Deiner eigenen Traumata bewusst sein: Hast Du bereits etwas Traumatisches erlebt? Welche Glaubenssätze hast Du daraus abgeleitet? Inwiefern bestimmt das Deine Gegenwart?

* Traumata bedürfen der nachträglichen und aktiven Verarbeitung: Alle Gefühle, die wir zu umgehen versuchen, kehren wieder und wieder zu uns zurück. Lass Dich deshalb – auch wenn es Dir schwerfallen mag – noch einmal gedanklich auf die damalige Situation ein, sieh die Umgebung an und spüre den damit verbundenen Schmerz. Tauche ein in die Erinnerungen, die Dich quälen und leiden lassen. Setze Dich mit der Verletzung auseinander, damit sie heilen kann. Sorge dabei gut für Dich und lass Dich begleiten.

* Kämpfe nicht mit Deinem Verstand gegen das Trauma an. Du sollst die Momente nicht nachträglich verstehen, sondern sie empfinden. Mag der Erwachsene in Dir die Situation beschönigen, sieht das Kind dennoch die nackte Grausamkeit. Beschönigungen, Verständnis, Nachsicht, Verzeihen: All das hat hier nichts zu suchen, solange das Kind in Dir leidet.

Gefühlstaubheit

Manchmal erleben wir es als unmöglich, gewisse Gefühle auszuhalten – so auch in einer traumatischen Situation. Um dieser erlebten Ohnmacht zu entrinnen, kann es vorkommen, dass wir temporär den Bezug zu unseren Gefühlen verlieren. Diese Gefühle sind jedoch nicht einfach verschwunden. Wir halten sie nur sicher unter Verschluss, aus Angst, sie könnten uns gefährlich werden. Jedoch unterdrücken wir so auch einen wichtigen Teil unseres Erfahrungsschatzes und damit unserer Person.

6.8 Depression

Der Begriff Depression umfasst ein klinisches Störungsbild, zu dessen Kernsymptomen eine gedrückte Stimmung, ein verminderter Antrieb und eine stark ausgeprägte Interessen- bzw. Freudlosigkeit zählen (WHO 2008, zitiert nach Dilling et al., 2010). Da depressive Phasen mit verlangsamten Körperfunktionen und einer geringeren Risikobereitschaft einhergehen können, kann man diese Episoden mit einem „psychischen Winterschlaf" vergleichen (Myers, 2014). Depressive Symptome können als Reaktion auf einen schwerwiegenden Verlust oder ein tragisches Lebensereignis auftreten und erfüllen damit eine emotional notwendige Funktion (Myers, 2014). Einigen Betroffenen ist jedoch kein klarer Auslöser bekannt, weshalb sie diese allgemeine Niedergeschlagenheit als zermürbend erleben.

* Begleitend zu einer depressiven Episode können auch innere Unruhe, Lethargie, ausgeprägte Müdigkeit, Schlafprobleme wie beispielsweise Ein- bzw. Durchschlafschwierigkeiten oder morgendliches Früherwachen, Ängste sowie Schuldgefühle auftreten. Häufig geht diese

allgemeine Niedergeschlagenheit mit Komplexen wie
der eigenen Wertlosigkeit oder des Nicht-Genügens und
starken Selbstzweifeln einher.

* Als mögliche Ursache von Depression sollte das Unterdrücken von Gefühlen berücksichtigt werden. Hierbei
ist insbesondere die Wut wesentlich: Wut, die zurück-
gehalten wird, stellt eine große Energieblockade dar.
Wenn man so viel Energie aufwendet, um eine Energie
zu unterdrücken, hat man irgendwann keine Energie
mehr. Depressive Menschen leiden deshalb darunter,
dass ihnen alles schwerfällt und ihnen oft die Kraft fehlt.
Um diese Blockaden zu lösen und die innere (Antriebs-)
Kraft wiederzuerlangen, ist es hilfreich, in ein Kissen zu
schlagen und täglich laut im Auto zu schreien. Wenn die
Wut hinausdarf, werden sich die Blockaden lösen. Welche inneren Blockaden hast Du errichtet?

* Depressive Personen berichten immer wieder davon,
nichts fühlen zu können. Erfahrungswerte hingegen zeigen, dass Gefühle wie Angst sehr wohl bestehen, jedoch
scheuen sich die Betroffenen, sich mit diesen zu kon-
frontieren. Umso wichtiger ist es, mit den eigenen Gefühlen in Kontakt zu treten, denn als innerer Kompass
zeigen sie uns, wohin die Reise geht.

* In wiederkehrenden Denkschleifen wird das eigene Handeln (in der Vergangenheit) hinterfragt. Diese Suche
nach dem Sinn mündet oft in einer unüberwindbaren
Perspektivlosigkeit. Das kann das Auftreten von Suizid-
gedanken („Ich möchte nicht mehr leben") oder das Bedürfnis nach einer Auszeit („Ich kann nicht mehr, ich
brauche eine Pause") begünstigen. Daraus resultiert
manchmal der (plausible) Wunsch, das Leben *so* nicht
mehr führen zu wollen. Dies verlangt nach Veränderungen, um ein anderes, wünschenswerteres Leben
zu erfahren.

＊ Denken wir an eine depressive Person, sehen wir oftmals jemanden vor unserem inneren Auge, der antriebslos und lethargisch wirkt. Vielleicht kennst Du aus Deinem Freundeskreis oder Umfeld aber auch die typischen „Hamsterrad-Läufer". Sie wirken ambitioniert und agil. Niemand würde auf den ersten Blick vermuten, dass auch diese Personen mit depressiven Symptomen zu kämpfen haben. Doch auch sie sind weit entfernt von sich selbst und nutzen diese Form der Überaktivität, um sich von sich und ihren eigentlichen Gefühlen abzulenken.

Gut, dass es Dir schlecht geht

Nein, das hier ist nicht ironisch gemeint. Wem es schlecht geht, der sollte sich fragen: Habe ich mich in meinem Leben bisher so verhalten, wie ich es mir von mir wünsche? Bin ich meinem Herzen gefolgt? Bin ich für mich eingestanden oder habe ich vielmehr versucht, es anderen recht zu machen? Habe ich meine Ziele verwirklicht oder die der anderen?

Das Leben soll Dich belohnen, wenn Du Dich selbst verwirklichst und Deinem Leben Deinen Stempel aufdrückst. Sofern Du das bislang nicht gemacht hast, ist es dann nicht gerecht, dass Du Dich nicht gut fühlst? Sieh es als Aufwecksignal, als Aufruf zur Veränderung.

6.9 Zwang

Zwang kann als ein übermäßig starker Einfluss beschrieben werden. Dabei kann man zwischen einem äußeren Zwang, der sich in Form von Druck und Nötigung durch Personen oder äußere Umstände zeigt, und einem inneren Zwang unterscheiden. Der innere Zwang kommt dabei einem Gefühl gleich, gewissen Impulsen folgen zu müssen, ohne darauf Einfluss nehmen zu können (Tewes & Wildgrube,

1999). Außerdem kann ein Zwang einem ritualisierten Handlungsablauf ähneln, der von den Betroffenen als „ich-fremd" erlebt wird (Stumm & Pritz, 2007). Diese Form der inneren oder äußeren Getriebenheit ist von einer Zwangsstörung abzugrenzen, die sich in Form wiederkehrender pathologischer Zwangsgedanken und -handlungen äußert (Wirtz, 2019).

* Zwang geht mit dem Gefühl einher, etwas tun zu müssen. Wenn Du Dich zu etwas gezwungen fühlst, begibst Du Dich in eine „Opferrolle". Du gibst die Verantwortung für Dein eigenes Handeln ab.
* Zwänge erzeugen Anspannung, Druck und Unwohlsein. Das schwächt Dich und verdirbt Dir die potenzielle Freude an den Tätigkeiten.
* Wer entscheidet darüber, ob Du etwas als Zwang empfindest? Du allein. Du kannst alles als Zwang empfinden oder nichts, es ist Deine Wahl.
* Fühlst Du Dich zu etwas gezwungen, dann verändert sich der Fokus Deiner Aufmerksamkeit: Die Aufgabe, die Du zu bewältigen hast, wirkt oftmals wie eine schwere Last. Platz für Freude und Dankbarkeit gibt es dann nicht.
* „Vom Müssen zum Dürfen": Wie klingt es denn, wenn Du sagst „Ich darf heute eine Präsentation in meiner Arbeitsgruppe halten" statt „Ich muss heute eine Präsentation vor den Kollegen durchführen"? Es ist absolut nachvollziehbar, dass die alltäglichen und beruflichen Pflichten selten als ein persönlicher Segen wahrgenommen werden, aber sie sind es. Wir haben nicht nur die Wahl, welcher Tätigkeit wir nachgehen, sondern zusätzlich, welchem Arbeitgeber wir unsere Arbeitskraft zur Verfügung stellen. So skurril es anfangs klingen mag: So kann sich auch in vielerlei Arbeitssituationen Zufriedenheit einstellen.

Tue nichts, was Dir nicht leichtfällt

Marshall B. Rosenberg, Erfinder der gewaltfreien Kommunikation, gibt einen einfach Rat: Arbeite niemals für Geld, aber nimm Geld für die Arbeit, die Du gerne machst.

Erkennst Du den bedeutenden Unterschied? Wähle eine Arbeit, die Dir Freude macht und lasse Dich dafür bezahlen. Du kannst Dich auch zu Tode schuften, Dich abrackern, Dich quälen – in diesem Falle wirst Du wohl für Deine Mühe bezahlt, doch Deine Gesundheit zahlt fleißig mit.

Wir können für jede Tätigkeit auf dieser Welt bezahlt werden. Warum solltest Du einer Arbeit nachgehen, die Dich Kraft kostet, die Dir neben der Zeit auch viele Nerven raubt? Mach es Dir leicht und suche nach einem Job, der Dir Freude bereitet.

6.10 Panik

Selten ist sie eingeladen und definitiv kein gern gesehener Gast, doch für viele Menschen gehört Panik zur Lebensrealität. Sie resultiert aus einer starken Angst (Wirtz, 2019) und lässt die Betroffenen den Kopf verlieren, indem sie bei akuter Panik nicht mehr klar denken oder logisch schlussfolgern können. Herzklopfen, Schwitzen, Zittern, Beklemmungsgefühle oder Benommenheit – all das sind typische Symptome. Meist werden diese Panikreaktionen des Körpers fehlinterpretiert und dadurch eine sich immer weiter zuspitzende Abwärtsspirale bis hin zur Panikattacke begünstigt. Stress und akute Belastungen senken die Panikschwelle zusätzlich (Schmidt-Traub, 2016).

* Wenn wir in Panik geraten, wissen wir oft nicht mehr, wo oben und unten ist. Wir erleben ein Gefühl von absolutem Kontrollverlust.
* Die Panik offenbart uns, dass wir nicht mehr bei uns sind. Wir übergehen uns und unsere Interessen, handeln

automatisiert und lassen vielleicht sogar Dinge zu, die wir nicht möchten.

* Eine Panikreaktion kann deshalb auch als „Schrei des Herzens" bezeichnet werden: Sie zeigt uns, dass wir nicht genügend Rücksicht auf unsere Gefühle nehmen. Wir haben das Herz so lange ignoriert, dass es nun einen Ur-schrei ausstößt und sich nicht mehr ignorieren lässt. Ver-lieren wir den Kontakt zu unseren Gefühlen und sind nicht mehr in der Lage, auf diese zu hören oder ent-sprechend unserem Herzen zu handeln, werden wir panisch.

* Lass zu, was Du liebst. Verhindere, was Dir schadet. In welchen Situationen wirst Du panisch? Was brauchst Du in diesen Momenten? Was verhindert, dass Du be-kommst, wonach Dein Herz schreit?

* Es kann helfen, nach panischen Situationen einen Schritt zurückzutreten. Mit der Nase vor der Wand gewinnst Du keine Weitsicht. Nimm Dir nach einem Anflug von Panik Zeit für Dich. Schaffe äußere Stille und versuche dabei, auch innerlich zur Ruhe zu kommen.

* Panik sorgt ebenso wie Stress dafür, dass wir das Gespür für unsere körperlichen Empfindungen wie beispiels-weise den Atem verlieren. Deshalb kann es Dich unter-stützen, wenn Du Dich in Achtsamkeit übst, Atem-übungen in Deinen Alltag einbeziehst und Deinen Körper und auch Dich besser kennenlernst. So erfährst Du vielleicht auch, dass Du Dir selbst vertrauen kannst.

* Tipp: Auf längere Sicht kann Dich auch die Arbeit mit den Händen unterstützen, Deine Panik in den Griff zu bekommen. Grabe den Garten um, forme Ton oder knete Teig. Betrachte das Ergebnis der Arbeit mit den bloßen Augen und genieße es.

Panikspirale

Nach Schmidt-Traub (2016) kann sich unsere erlebte Angst durch dysfunktionale Selbstbeeinflussung bis hin zur Panik steigern. Dies geschieht durch die Fehlinterpretation physiologischer Veränderungen: Das Gefühl der Angst macht sich auch in unserem Körper bemerkbar. Nehmen wir dies wahr und bewerten es als etwas Schlimmes oder Bedrohliches, fokussieren wir unsere gesamte Aufmerksamkeit darauf. Dadurch steigern wir uns in unsere Angst hinein und intensivieren diese bis hin zur Panik. Häufig tritt diese Steigerung der Angst bei Menschen mit einem mangelnden Vertrauen in den eigenen Körper auf.

Das klingt jetzt alles ziemlich beängstigend, keine Frage. Zusätzlich sei jedoch erwähnt, dass zu jedem Anstieg des Angstlevels auch ein Absinken der Angstkurve gehört. Angst und Panik können sich nicht bis ins Unermessliche steigern, sondern verlieren mit der Zeit ihre Intensität.

Literatur

Auktor, U. M. (2015). *Das System Beziehung. Illusion und Sucht.* Scheema.

Dilling, H., Mombour, W., & Schmidt, M. H. (2010). *Internationale Klassifikation psychischer Störungen, ICD-10. Kapitel V (F): Klinisch-diagnostische Leitlinien.* Huber.

Falkai, P., & Wittchen, H. (2015). *Diagnostisches und Statistisches Manual Psychischer Störungen DSM-5: Deutsche Ausgabe.* Hogrefe.

Jerich, L. (2016). *Wellnessfaktor psychische Gesundheit. Gesundheitsförderung durch Ressourcenaktivierung.* Springer.

Keller, B. (2014). Arbeits- und Organisationspsychologie. In D. G. Myers (Hrsg.), *Psychologie* (S. 785–829). Springer.

Kollak, I. (2008). Stress und Burnout – Wie sie entstehen und sich auswirken. In *Dies., Burnout und Stress, Anerkannte Verfahren zur Selbstpflege in Gesundheitsfachberufen* (S. 5–12). Springer.

Myers, D. G. (2014). Klinische Psychologie: Psychische Störungen. In D. G. Myers (Hrsg.), *Psychologie* (S. 653–701). Springer.

Prölß, A., Schnell, T., & Koch, L. J. (2019). *Psychische Störungs-BILDER*. Springer.

Schmidt-Traub, S. (2016). *Angst bewältigen – Selbsthilfe bei Panik und Agoraphobie*. Springer.

Stumm, G., & Pritz, A. (2007). *Wörterbuch der Psychotherapie*. Springer.

Tewes, U., & Wildgrube, K. (1999). *Psychologie-Lexikon*. Oldenbourg Wissenschaftsverlag GmbH.

Wirtz, M. A. (2019). *Dorsch – Lexikon der Psychologie*. Hogrefe.

7

Ressourcen

„Alle Lebewesen außer dem Menschen wissen, dass der
Hauptzweck des Lebens darin besteht, es zu genießen."
(Samuel Butler o.J.)

7.1 Einleitung

In diesem Abschnitt wollen wir lernen, welche Ressourcen
wir besitzen und wie wir sie nutzen können. Wir verfügen
jederzeit über eine Vielzahl an Ressourcen, selbst in den
vermeintlich dunklen Stunden.

Jedes Gefühl ist ein Geschenk. Erkenne selbst in Deiner
Trauer, Deinem Ärger und Deinem Schmerz mögliche
Fähigkeiten. Wandle Dein Leid in Kunst um: Male Bilder,
schreibe Gedichte, komponiere Musik aus den Gefühlen,
welche Dich bewegen.

Wenn wir dem Leben mit Dankbarkeit und Wertschätzung entgegentreten, bereichert das nicht nur unser

© Der/die Autor(en), exklusiv lizenziert durch Springer-Verlag GmbH, **137**
DE, ein Teil von Springer Nature 2022
A. Hüttner, C. Hübner, *Eine Anleitung zum Glücklichsein*,
https://doi.org/10.1007/978-3-662-64247-4_7

eigenes Wohlbefinden. Wir können lernen, uns in Verzicht und Achtsamkeit zu üben, die Stille zu genießen und voller Hoffnung ins Morgenrot zu blicken. Vielleicht bringt uns das dem inneren Frieden, der Gelassenheit, mit allem umgehen zu können, näher?

7.2   Ressourcen

Ressourcen sind das „immaterielle Gut" eines jeden Menschen, sprich bestimmte Eigenschaften, Fertigkeiten sowie eine geistige Haltung einer Person (Hüttner, 2019), die von anderen wertgeschätzt und als hilfreich erlebt werden (Fiedler, 2011). Als Quelle von Kraft und persönlicher Stärke nehmen sie die Schwere und spenden Hoffnung (Hüttner, 2019). Zugleich beschreiben Ressourcen bestimmte Fähigkeiten und damit Potenziale einer Person, die es zu entdecken und zu nutzen gilt (Hüttner, 2019). Im Gegensatz zu Defiziten entwickeln Menschen mit Hilfe ihrer Ressourcen konstruktive Handlungsmuster und neue Lebensperspektiven, um so ihr Wohlbefinden zu steigern (Fiedler, 2011).

* Sei Dein eigener Talentscout: Einige Menschen besitzen Ressourcen, von denen sie bisher nichts wussten. Weißt Du, worin Deine größten Fähigkeiten liegen? Begib Dich hierzu auf Deine ganz persönliche Suche und beobachte, welche Tätigkeiten Dir leichtfallen oder großen Spaß bereiten.
* Deine Talente sind die Basis Deiner Fähigkeiten. Was bringst Du mit? Was liegt Dir besonders? Glaube an Deine Stärken. Der Glaube allein versetzt vielleicht noch keine Berge, dennoch solltest Du Deinem Können ver-

trauen. So wirst Du den Berg Deiner möglichen Fähigkeiten erklimmen und über Dich selbst hinauswachsen.

* Ressourcen können unsere Werktage erleichtern und bereichern. Besitzen wir das nötige Know-how für eine Aufgabe, geht sie uns leichter von der Hand. Es kann aber auch große Freude bereiten, neue Kompetenzen zu erlangen oder die bereits vorhandenen Fähigkeiten zu erweitern. Beantworte für Dich folgende Fragen: Nutzt Du Deine Fähigkeiten? Kannst Du ihnen noch mehr Raum zur Entfaltung geben?

* Zwischen Beruf und Berufung: Mach Dir Deine Ressourcen im Arbeitsleben zunutze. Versuche, Dir einen Beruf zu suchen, der Deinen Fähigkeiten entspricht. So kann Dein Beruf zum Hobby werden und die Arbeit für Dich ein Genuss sein.

* Achte besonders in Deinem Job auf Deine Reserven. Viele Menschen powern sich während ihrer Arbeitszeit so aus, dass sie ohne Energie ins Wochenende starten und dieses nur dazu nutzen können, um ihre Reserven wieder aufzufüllen. Damit Du auch an den Samstagen genügend Kraft hast, um die Zeit zu genießen, ist es wichtig, Dir auch im Alltag immer wieder Phasen der Erholung und kleine Urlaubsmomente zu schaffen.

* Eine der wichtigsten Kraftquellen ist unser soziales Umfeld. Verstehen wir uns gut mit unseren Kollegen und Nachbarn, pflegen wir regelmäßige Freundschaften und verbringen einen Teil unserer Freizeit mit anderen Menschen, stärkt uns das und fördert unser Wohlgefühl. Warum das so ist? Weil wir evolutionsbedingt Rudeltiere sind. Die Möglichkeit, mit anderen Menschen zu resonieren, vermittelt uns ein Gefühl von Zugehörigkeit und Gemeinschaft. Wir sind glücklich, wenn wir uns geliebt, wertgeschätzt, gebraucht und verstanden fühlen.

⁕ „Du bist, wie Du Dich siehst": Unser Blick auf uns selbst kann sich an sehr unterschiedlichen Dingen orientieren. Unterzieht man sich selbst einer persönlichen Mängelanalyse, die sich vor allem auf die vermeintlichen Defizite und Schwächen konzentriert, ist das persönliche Glückskonto zumeist im Soll. Richten wir jedoch unseren Blick auf all die Ressourcen, die in uns schlummern, können wir verborgene Potenziale entdecken.

Der Garten Deiner Fähigkeiten

Du kannst Dir Deine Fähigkeiten wie einen großen Garten vorstellen, welcher Geduld, regelmäßiges Üben und Offenheit erfordert. Allein Du entscheidest, ob Du Deinen Garten verwildert der Natur überlässt oder täglich Unkraut jätest und fein säuberlich Beete anlegst. Entscheidest Du Dich dafür, den Garten Deiner Fähigkeiten nutzbar zu machen, können Dir folgende Dinge helfen: Warte nicht auf den nächsten Regenguss, sondern nimm die Dinge selbst in die Hand. Übe regelmäßig, um Deine Fähigkeiten zu erweitern. So wird Dein Garten Früchte tragen, die Du später ernten kannst. Sei geduldig, denn Wachstum braucht Zeit. Lass Dich bei all der Gartenarbeit aber auch überraschen, was ungeahnt hinter den Brombeerbüschen wächst.

7.3   Achtsamkeit

Unter Achtsamkeit versteht man eine fokussierte Grundhaltung, die das innere und äußere Erleben wahrnimmt und willkommen heißt (Stumm & Pritz, 2007). Als ein wacher, gegenwärtiger Zustand verschafft sie uns Kontakt mit dem jetzigen Augenblick (Gruber et al., 2020). Achtsamkeit beschreibt dabei eine absichtsvolle und möglichst wertfreie Beobachtung von Gedanken, Gefühlen, Vorstellungen oder körperlichen Impulsen (Eifert, 2011). Ursprünglich stammen diese Praktiken aus der fernöstlichen Kultur. Mittlerweile werden sie auch in psychotherapeutischen Behandlungskonzepten der westlichen Welt, beispielsweise im Rahmen von MBSR (Mindfulness-Based Stress Reduction), zur Reduktion von Stress eingesetzt und erzielen nennenswerte Erfolge (Wirtz, 2019).

* Achtsamkeit besteht aus zwei Komponenten: Der Aufmerksamkeit und der Akzeptanz.
* Als eine besondere Form der Aufmerksamkeit ist sie ein bewusstes In-uns-hinein-Hören und ein ebenso bewusstes Erleben der Welt um uns herum.
* Sind wir achtsam, können wir eine akzeptierende Haltung annehmen. Wir öffnen uns für Signale unseres Erlebens, die der Körper und der Geist unmissverständlich aussenden. Innere und äußere Erfahrungen werden dabei zwar registriert, aber möglichst nicht bewertet.
* Das Praktizieren von Achtsamkeit ist eine Möglichkeit, Dich selbst aufrichtig kennenzulernen und zu entdecken, was in Dir steckt.
* Alltagspraktiken, die auf Achtsamkeit beruhen, haben viele Vorzüge. Zu diesen zählen z. B. die Aktivierung innerer Ressourcen, die Steigerung des Selbstwerts und der Lebensfreude, die Empfindung von Ruhe und Distanz, die Verminderung von Leid und Stress sowie das Gefühl, im Einklang mit sich selbst zu sein.
* Genussübung: Hast Du schon einmal ein Stück Schokolade mit all Deinen Sinnen genossen? Im Alltag verfällt man oft dem Gefühl, dafür keine Zeit zu haben. Doch es kann eine hilfreiche Erfahrung sein, diese Zeit zu investieren. Nimm Dir dazu ein Stück Schokolade (oder etwas anderes, was Du gerne isst) und nutze all Deine Sinne, um es zu erkunden. Wie sieht es aus? Wie fühlt es sich an? Wie riecht es? Nun nimm einen kleinen Bissen

und lausche dem Geräusch beim Abbeißen. Was hörst
Du? Lass das Stück auf Deiner Zunge schmelzen und
genieß den Geschmack. Wonach schmeckt es? Was erlebst Du, während Du isst? Welche Gefühle tauchen
währenddessen auf?

Achtsamkeitsspaziergang

Der Unterschied zwischen buddhistischen Mönchen und der
geschäftigen Arbeitsbevölkerung liegt darin, dass der
Mönch isst, wenn er isst, und geht, wenn er geht.
   Wann hast Du das letzte Mal bewusst einen Spaziergang
in der Natur gemacht? Du musst dafür keinen ganzen Nach-
mittag aufwenden, zehn Minuten im Grünen können schon
genügen. Schaue Dich bewusst um: Was nimmst Du mit Deinen Augen wahr? Was kannst Du hören und riechen? Was
spürst Du? Die warme Frühlingssonne oder einen kühlen
Windhauch des Herbstes? Welche Gefühle kommen dabei
auf? Fühlst Du Dich wohl? Oder eher einsam und verloren?
   Was auch immer Du fühlst, versuche, es zuzulassen und
anzunehmen.

7.4   Stille

Ist es mucksmäuschenstill, existiert keinerlei Geräusch oder
Laut. Unsere Umgebung, aber auch wir zeigen uns absolut
ruhig und bewegungslos (Dudenredaktion, 2020). Obwohl
die Stille im täglichen Leben häufig eher ein Ausnahme-
zustand ist, birgt sie ein großes Potenzial: Sie fördert die
Konzentration, erleichtert das Fokussieren der Aufmerksamkeit und ermöglicht uns Erholung und Entspannung.
Einige Menschen meiden dennoch die Stille, denn ist es
plötzlich leise um uns herum, wird es oft laut in uns: So
können verdrängte Glaubenssätze zutage treten, die wir als
sehr unangenehm und belastend wahrnehmen.

* Stille kann uns von Stress und Anspannung befreien und das Denken verbessern. Empfehlenswert ist es deshalb, sich gerade in unserer hektischen Welt jeden Tag einige Minuten der Stille zu widmen.

* In einer ruhigen Umgebung kannst Du einen ganz besonderen Zugang zu Dir selbst finden. Welche Geräusche nimmst Du trotz vermeintlicher Ruhe wahr? Wohin geht Deine Aufmerksamkeit? Was fühlst Du? Die Antwort auf diese Frage kann Dir zeigen, was Dich gerade beschäftigt.

* Stille schafft in und um uns herum ein Areal der Leere, das wir nach unserem Belieben füllen können. Das kann hilfreich sein, um uns selbst zu entdecken oder genügend Platz zu haben, um unser Befinden auszudrücken. Diese Leere kann jedoch auch beängstigend sein. Plötzlich werden Gedanken und Erinnerungen laut, wir nehmen Schmerzen wahr oder fühlen uns einsam, traurig oder ängstlich. Versuche das, was Du in stillen Momenten erlebst, einfach nur zu beobachten, nur zu fühlen, nicht zu bewerten – und an Dir vorbeiziehen zu lassen wie die Wolken am Horizont.

* Erlebe den Unterschied: Hast Du schon einmal etwas in Stille getan, das sonst von Musik begleitet ist? Wenn Du in Stille kochst, isst, aufräumst, arbeitest oder auch die alltäglichen Wege gehst, fühlt sich das sicher für den einen oder anderen sehr ungewohnt an. Ohne Ablenkungen können wir jedoch viel präsenter sein und Dingen begegnen, die uns sonst verborgen blieben.

Om!

Meditation macht sich die Stille zunutze. Um dies auszuprobieren, begib Dich in eine entspannte, aufrechte Haltung und schließe dabei sanft Deine Augen. Gib Dich voll und ganz dem Moment hin. Sei ganz bei Dir. Beruhige Deinen Atem, indem Du bis acht zählst: Mit den Zahlen Eins und Zwei atmest Du ein; bist Du bei der Drei angekommen, atmest Du langsam aus. Lass die Gedanken und Gefühle, die in Dir auftauchen, vorbeiziehen. Nichts soll festgehalten werden. Kehre in die Stille und genieß diese besonderen, ruhigen Augenblicke. Stell Dir ein helles Licht zwischen Deinen Augen vor, das beim Einatmen kleiner wird und beim Ausatmen heller leuchtet. Bei mir ist es hellrosa. Wie sieht es für Dich aus? Merkst Du, wie Deine Atmung ruhiger wird, langsamer? Wie Deine Muskeln sich entspannen? Sich ein leises Lächeln auf Deine Lippen stiehlt? Bist Du dies nicht gewohnt, wird es Dich anfangs vielleicht überfordern oder ungeduldig stimmen, einfach nur zu sitzen, doch dank regelmäßigem Üben wird Dir das bald gelingen. Und Dir eine Oase im Alltag oder ein Tempel der Stille in unserer hektischen Welt sein.

7.5   Akzeptanz

Akzeptanz charakterisiert eine innere Haltung der bedingungslosen Annahme (Wirtz, 2019) und stellt eine Handlungsalternative zur Leid- und Erlebnisvermeidung dar. Entsprechend verändert sie weder die Form einer Erlebensqualität noch wie intensiv oder häufig diese auftritt. Als Voraussetzungen für Akzeptanz gelten Offenheit und Mitgefühl (Eifert, 2011). Ein wichtiger Teil der Akzeptanz ist es, sich auch gegenüber schmerzhaften Empfindungen zu öffnen und diese ohne Flucht oder Vermeidung zu erfahren (Wengenroth, 2012).

* Akzeptanz findet ausschließlich in uns selbst statt. Jede äußere Situation kann durch eine entsprechende innere Haltung akzeptiert werden. Auf diese Weise ermöglicht sie uns Ruhe und Gelassenheit.
* Wenn wir darauf vertrauen, dass alles aus einem guten Grund geschieht, fällt es uns viel leichter, auch schwie-

rige Situationen anzunehmen. Gib die Kontrolle ab und lerne zu vertrauen. Wann könnte es wichtiger sein als in diesem Jahrtausend?

* Manchmal haben wir keinen Einfluss auf das, was uns widerfährt. Dann ist Akzeptanz umso bedeutungsvoller, um unseren inneren Frieden wiederzuerlangen.

* Wenn Du etwas akzeptieren möchtest, kann das bedeuten, dass es erst einmal „etwas ungemütlich" wird. Im Laufe der Entwicklung haben wir gelernt, uns gegen Gefühle wie Schmerz, Traurigkeit oder Einsamkeit zu wehren und diese zu verdrängen. Das kann jedoch sehr energieraubend sein. Auf lange Sicht ist es hilfreicher, auch diese Empfindungen zuzulassen, da sie unvermeidbar zu unserem Leben gehören. So wirst Du vermutlich mehr Kraft für andere Dinge aufbringen können, die Dir am Herzen liegen.

* „Accept and act": Es kann Dir wesentlich leichter fallen zu handeln, wenn Du Deine aktuelle Situation und die damit einhergehenden Empfindungen wie Deine Gedanken, Impulse, Gefühle oder körperlichen Reaktionen akzeptierst. Handelst Du ohne diese Akzeptanz, wirst Du immer auch ein Stück weit gegen Dich selbst arbeiten.

Keine Lust auf Verlust

Wenn wir etwas nicht verlieren wollen, besteht die Möglichkeit, es zu verlieren. Machen wir uns jedoch klar, dass wir nicht den Anspruch haben können, es immerwährend zu besitzen, müssen wir es auch nicht entbehren. Wie können wir etwas verlieren, wenn sämtlicher Verlust mit uneingeschränkter Akzeptanz einherginge? Angenommen sowohl der Besitz als auch der Verlust würden dieselbe Akzeptanz von uns erfahren, so wäre weder das eine noch das andere erstrebenswerter. Lass deshalb die Dinge kommen und gehen. Versuche, Dich nicht dagegen zu wehren. So schwindet Deine Angst vor einem Verlust.

7.6   Wohlbefinden

Das Wohlbefinden beschreibt unser inneres Komfortgefühl, welches durch die Wahrnehmung des eigenen körperlichen und seelischen Zustands bestimmt wird. Aus hedonistischer Perspektive betrachtet setzt es sich aus zwei Komponenten zusammen: einer ganzheitlichen, längerfristigen Lebenszufriedenheit sowie vermehrt als angenehm und willkommen erlebten Gefühlen (Wirtz, 2019). Oftmals begünstigt das Wohlbefinden die allgemeine Zufriedenheit (Bucher, 2009).

* Da es sich um unser persönliches Wohlgefühl handelt, können wir darauf Einfluss nehmen: Während auf der körperlichen Ebene gesunde Ernährung, ausreichend Bewegung, regelmäßige Entspannung und eine angemessene Work-Life-Balance ihren Beitrag leisten, kann unser seelisches Wohlbefinden durch Freude, Achtsamkeit, Abwechslung, Gelassenheit und Stille unterstützt werden.
* Leider gibt es trotzdem keine allgemein gültige Anleitung, um Dein persönliches Wohlbefinden zu stärken. Jeder Mensch erlebt unterschiedliche Dinge als besonders angenehm. Deshalb ist es umso wichtiger, Dich selbst kennenzulernen: Was begeistert Dich? Was entspannt Dich? Was tut Dir gut? Wie kannst Du diese Dinge in Deine Wochentage integrieren?
* „Balance is the key": Das Wohlbefinden ist die goldene Mitte zwischen zu wenig und zu viel. Vielleicht hast Du den Vorsatz, von nun an jeden Tag Achtsamkeit und Gelassenheit zu praktizieren oder überambitioniert Sport treiben zu wollen. Das kann jedoch schnell überfordernd sein. Finde deshalb das richtige Maß für Dich. Schließlich ist das Leben kein 100-Meter-Sprint, sondern es kommt eher einem Dauerlauf gleich.

Lächeln hilft

Das Leben wird angenehmer, wenn wir es mit einem Lächeln erleben. Auch wenn Dir im Alltag mal nicht zum Lachen zumute ist, kann es Dir guttun, Deine Mundwinkel nach oben zu ziehen und verschmitzt oder gar ungeniert zu lächeln. Schließe dafür Deine Augen, atme dreimal tief ein und aus und versuche anschließend, Dir Dein schönstes Lächeln zu schenken. Denn so wie es anderen den Tag versüßt, kann es auch Dich mit Leichtigkeit und Wonne erfüllen.

7.7 Frieden

Frieden als Abwesenheit von Krieg bildet die Grundlage für ein sicheres Zusammenleben (Dudenredaktion, 2020). Da, wo Frieden einkehrt, finden wir Ruhe, Harmonie und Geborgenheit. Dabei gilt es, den Frieden zwischen bestimmten Personen, Gruppierungen oder Institutionen von dem inneren Frieden (oder „Seelenfrieden") zu unterscheiden. Der innere Frieden beschreibt ein Leben im Einklang mit uns selbst, welches durch Ausgeglichenheit, Entspannung und Leichtigkeit gekennzeichnet ist.

* Der Frieden auf Erden ist ein hoch gestecktes Ziel, denn auf ihn haben nur wenige Einfluss. Anders sieht es mit dem eigenen Seelenfrieden aus: Diesen können wir uneingeschränkt beeinflussen.
* Eine bessere Welt beginnt in uns: Oft haben wir das Gefühl, dass wir allein nichts bewirken können. Doch wenn wir unserem inneren Frieden nähergekommen sind, blicken wir auch in eine friedvollere, freundlichere Welt. Denn das, was wir sehen, hängt maßgeblich von unserer Wahrnehmung ab.
* Wer ein friedvolles Inneres besitzt, trägt zu seinem persönlichen Wohlbefinden bei. Stress, Einsamkeit

und Misstrauen verabschieden sich. Auch Vergleiche mit anderen und Urteile über sich selbst oder andere werden belanglos sein. Die Prioritäten des Lebens verschieben sich hin zu den kleinen Momenten, die plötzlich ganz bedeutsam werden. Man lebt stärker in der Gegenwart, empfindet tiefe Dankbarkeit und fühlt sich mit sich und seinen Mitmenschen stärker verbunden.

* Möchtest Du Frieden in Dir selbst finden, bedeutet dies, die Waffen auf zweierlei Ebenen niederzulegen: Einerseits ist es wichtig, Frieden mit allen Personen in Deinem Umfeld zu finden. Noch wichtiger ist es jedoch, den Kampf mit Dir selbst zu beenden, indem Du lernst, Dich zu akzeptieren und Dir mit Wertschätzung zu begegnen. Nimm dich selbst an. Lerne, mit einem Lächeln zu Deinem Spiegelbild zu sagen: Ich liebe dich.

* Innerer Frieden setzt Konfliktklärung voraus. Setze Dich mit Deinen offenen Themen auseinander, auch wenn sie für Dich unbequem sind. Um Dich diesen zu nähern, kannst Du unterstützend folgende Fragen beantworten: Mit wem habe ich noch einen ungeklärten Konflikt? Wem trage ich etwas nach? Was bereitet mir Sorgen? Was verzeihe ich mir selbst nicht?

* Die Rückkehr zum inneren Frieden kann man sich wie einen großen Frühjahrsputz vorstellen: Halte Ausschau, was Dir die klare Sicht verschmutzt (welche Glaubenssätze stecken hinter Deiner Weltanschauung?), putze auch die hintersten Ecken (welchen Problemen gehst Du normalerweise aus dem Weg?) und kümmere Dich um verstaubte Bedürfnisse (was vermisst Du schon jahrelang?). Konfrontiere Dich mit verdrängten Gefühlen und lebe diese angemessen aus.

Zen und das innere Ordnungschaffen

Um inneren Frieden zu finden, muss man kein Zen-Buddhist sein. Es gibt ganz einfache Tricks und Kniffe, die den inneren Waffenstillstand begünstigen: Suche Kontakt zu Menschen, von denen Du Dich verstanden und geliebt fühlst, übe Dich in Dankbarkeit und im Verzeihen, versuche, Deine Akzeptanz zu schulen, setze gezielt Grenzen, sage offenherzig Ja zu Dingen, die Dir Freude bereiten, halte Dich an Orten auf, die Dir ein Wohlgefühl verschaffen, mache innere Störenfriede ausfindig und löse Dich von ihnen oder verbringe Zeit in der Natur, um zu entschleunigen. Finde dabei Deinen Weg zu mehr Zen.

7.8 Exkurs Frieden: Der innere Frieden ...

Jessica Schneefeld, Ärztin

... hat mehr mit Krankheit und Gesundheit zu tun als man auf den ersten Blick vielleicht denken mag – so zumindest der Eindruck in meinem ärztlichen Sein und Tun.

Woher dieser Eindruck kommt, warum Frieden aus medizinischer Sicht so bedeutsam sein kann und was Achtsamkeit und Akzeptanz damit zu tun haben, möchte ich gerne mit Dir teilen. Es handelt sich im Folgenden jedoch um nichts weiter als einen Streifzug durch persönliche Erfahrungen, Gedanken und Überlegungen. Vielleicht möchtest Du darüber hören, vielleicht erkennst Du Dich in manchem ja sogar wieder, vielleicht hast auch Du Dir schon Gedanken darüber gemacht. Möglicherweise befindest Du Dich gerade auf dem Weg zu Deinem ganz eigenen inneren Frieden. Fühle Dich eingeladen, mit mir gemeinsam durch diese Gedanken zu streifen.

Als Ärztin darf ich viele Menschen kennenlernen und sie für eine kürzere oder längere Zeit ihres Lebens begleiten. Jede Begegnung ist ein großes Geschenk, sie ist einzigartig und erzählt eine ganz eigene Geschichte. Es sind Kinder, Heranwachsende und Erwachsene, verschiedene Geschlechter, verschiedenste Nationalitäten und Religionen, in den unterschiedlichsten Momenten ihres Lebens. Da sie zu mir als Ärztin kommen, hat in der Regel jeder dieser Menschen ein Päckchen auf den Schultern zu tragen. Nicht selten sind es viel zu viele und zu schwere Päckchen. Meist so schwer, dass bereits etwas aus der Balance geraten ist und Symptome zu erkennen sind, die man einem spezifischen, definierten Krankheitsbild zuzuordnen vermag. Diese Symptome mögen sich auf den ersten Blick in die Kategorien physisch oder psychisch einordnen lassen. Kopfschmerzen, Verdauungsstörungen, Palpitationen, auch als Herzstolpern bekannt, Bluthochdruck, eine nicht greifbare Traurigkeit oder ein Interessensverlust, um nur einige wenige zu nennen, denn das Spektrum der Symptome ist so breit gefächert wie wir individuell sind. Und wenn wir dann ganz genau hinsehen und hinhören, dann ist es plötzlich gar nicht mehr möglich, die Symptome einer Kategorie zuzuordnen, dann geht es überhaupt nicht um physisch oder psychisch, sondern um Wechselwirkungen aus beidem. Und nicht selten scheint der innere Frieden dabei ganz schön weit entfernt.

Lass es mich anhand einer Begegnung verdeutlichen, was innerer Frieden zum Beispiel in der Genesung bedeuten kann, aber auch welche Ruhe und Kraft wir entwickeln können, wenn wir ihm nahe sind.

Vor nicht allzu langer Zeit durfte ich einen jungen Mann betreuen, der sich in einem akuten Schub einer chronischen Darmerkrankung befand. Das mag zunächst alles sehr körperlich klingen – die Diagnose gesichert durch spezi-

fische Laborparameter, Stuhluntersuchungen und endo-
skopische Stufenbiopsie. Kein Zweifel, ein akuter Schub
seiner Colitis ulcerosa. Doch eine Sache fiel auf: Der junge
Mann war seit nun schon drei Jahren unter immun-
suppressiver Therapie vollkommen schubfrei. Was war passiert, dass ausgerechnet jetzt dieser fulminante Schub auf-
trat? Und warum war dieser medikamentös so schwer in
den Griff zu bekommen?

Wir lernten uns von Tag zu Tag immer besser kennen,
und mit jeder Visite trat mehr zum Vorschein, dass es vor
dem Schub zu vielen Veränderungen im Leben des Mannes
gekommen war. Veränderungen, die ihn sichtlich emotional werden ließen, überforderten und in Sorge versetzten.
Die Trennung von der Partnerin, das Verhältnis zunehmend
angespannt, viele ungeklärte Konflikte. Als er das alles erzählte, zeigte er starke vegetative Symptome, er schwitzte
und nahm seinen Herzschlag als unangenehm stark war.
Zudem verschlimmerten sich die Symptome der Colitis.
Und dann erzählte er von der gemeinsamen Tochter, die er
seither viel zu selten sehe. Selbstvorwürfe und Ängste stan-
den plötzlich im Vordergrund. Dieser Mann hatte gerade
also ein ganz schönes Päckchen auf den Schultern.

Die verschärfte immunsuppressive Therapie war ein
wichtiger und notwendiger Baustein in dieser Situation.
Genauso wichtig war es für die Genesung aber, dass diese
offenen Themen angegangen wurden. Denn erst die Verbindung aus bio-psycho-sozialen Therapieansätzen und
Unterstützung in all diesen Bereichen brachte einen so
signifikanten Symptomrückgang, dass man es kaum zu
glauben vermochte.

In diesem Moment dachte ich bei mir: Da ist ein Stück-
chen innerer Frieden eingekehrt.

Gefühle und Emotionen hängen direkt mit körperlichem
Befinden zusammen und umgekehrt. Sätze wie „Jemandem

ist eine Laus über die Leber gelaufen", „Die Galle läuft über" oder auch „Das Herz schlägt bis zum Halse" kommen nicht von ungefähr und werden im Alltag häufig als Metapher für Gefühle oder Emotionen genutzt, die anders gerade nicht verbal ausgedrückt werden können oder möchten. Das erlebt man nicht selten im Gespräch mit einem Patienten. Letztlich wird darin aber auf eine ganz bildliche Art und Weise nichts anderes deutlich, als dass Körper, Geist und Seele unmittelbar miteinander in Verbindung stehen und sich gegenseitig beeinflussen.

Symptome eines Krankheitsbildes sind nicht Ursache dieser Erkrankung, sondern Ausdruck eines Ungleichgewichts. Wenn wir die Symptome also einfach nur wegdrücken, durch Ignoranz, wenn das noch geht, oder durch Medikamente, dann verändern wir nichts am eigentlichen Sachverhalt. Vielmehr bescheren wir uns eine künstlich herbeigeführte Gefühllosigkeit. Und dabei ist das Fühlen eine so wichtige Fähigkeit, derer wir uns unbedingt annehmen sollten im Streben nach Gesundheit und Genesung, ebenso wie in der Krankheitsbewältigung. Fühlen, Spüren, Empfinden setzt entscheidende Prozesse in uns in Gang. Botenstoffe werden ausgeschüttet, neuronale Impulse angeregt und ausgesendet, auf diese Weise kommt es zu Bewegungen in unseren Hormonachsen zwischen zentralem Nervensystem und peripheren Endorganen, und dort wird wiederum eine ganz bestimmte Reaktion hervorgerufen, was eine Veränderung der Herzfrequenz oder des Blutdruckes sein kann, um hier unmittelbar spürbare Beispiele zu nennen. Das bedeutet also, dass wir schon durch das In-uns-hinein-Spüren, durch das In-Kontakt-Kommen mit Gefühlen, Empfindungen und Gedanken Körpersignale auslösen können und dass uns umgekehrt die Signale unseres Körpers dabei helfen können, ins Spüren zu kommen. Wenn man diese Erfahrung gemacht hat, fällt es einem wohl leicht zu erkennen, wie eng Körper, Geist und Seele verknüpft sind. Ja, dass das eine gar nicht ohne das andere auskommt. Die Wahrnehmung des Selbst kann die Fähigkeit einer tiefen inneren Genesung aktivieren.

Durch Achtsamkeit und Akzeptanz können wir versuchen zu verstehen, an welcher Stelle es zu einem Ungleichgewicht gekommen ist und was es zu bedeuten hat. Sich auf diese Reise zu begeben, könnte am Ende in innerem Frieden münden. Machen wir ein Gedankenexperiment: Vielleicht ist ja genau dieser das Fundament oder zumindest eine Säule von Gesundheit. Es empfiehlt sich, auf dieser Reise Ausschau nach den ganz persönlichen Ressourcen zu halten, denn es könnte ja durchaus sein, dass unser innerer Frieden doch mal wieder angekratzt wird. Und dann könnten uns genau diese Ressourcen helfen, zu ihm zurückzugelangen, Gesundheit zu erhalten, Krankheit frühzeitig abzuwehren oder ihr ordentlich die Stirn zu bieten, wenn es notwendig werden sollte.

Egal, an welcher Stelle Deines Lebens Du gerade stehen magst, ich wünsche Dir von Herzen Gesundheit und Deinen inneren Frieden, den Mut und die Offenheit, genau hinzusehen, hinzuhören und zu spüren, wo er sein könnte.

7.9 Urlaub

Oftmals wird Urlaub als eine Auszeit vom Alltag bezeichnet. Diese willkommene Abwechslung erleben viele Menschen vor allem dadurch, dass sie in dieser Zeit von ihrer Arbeit und anderen zu erbringenden Leistungen freigestellt sind. Nach Kaluza (2007) durchläuft man in der Urlaubszeit drei Phasen: Die Distanzierungsphase vom Alltag, die Regeneration von den bisherigen Anstrengungen und die Aufwärmphase, die den anschließenden Übergang zum

Alltagsgeschehen vereinfacht. Die Gestaltung dieser Zeit variiert sehr stark: Während manche Menschen gern auf Reisen gehen und die Welt erkunden, nutzen andere ihren Urlaub als Erlaubnis, einfach mal nichts zu tun.

* Urlaub hat ein klares Ziel: Erholung. Damit dies gelingen kann, ist es wichtig, die eigenen Erholungsbedürfnisse zu kennen. Um diesen auf die Schliche zu kommen, können folgende Fragen hilfreich sein: In welchen Bereichen Deines Lebens hast Du dringend Erholung nötig? Wofür hattest Du auch unter der Woche Zeit? Was hingegen kam in den vergangenen Wochen zu kurz? Beziehe möglichst alle Dinge ein, die Dir wichtig sind: Kontakte zu Deinen Freunden, Bewegung, Zeit für Deine Hobbys, ausreichend Schlaf, ausgewogene Ernährung …
* Wenn Du den Urlaub als Auszeit vom Alltag betrachtest, dann sollte er eines sicher nicht haben: einen strikten Plan. Versuche, fünfe einfach gerade sein zu lassen und nicht jeden Tag durchzutakten. Anfangs ist das vielleicht befremdlich, es kann Dich jedoch dabei unterstützen, wieder mehr intuitives Handeln und Spontaneität in Dein Leben zu bringen. Verabschiede Dich nicht nur von Deiner Arbeit, sondern auch von Deinen Erwartungen, dass alles perfekt verlaufen muss.
* „Dürfen statt müssen": Wenn wir es geschickt anstellen, haben wir während unserer Urlaubszeit Narrenfreiheit. Wir haben die Möglichkeit, alles nachzuholen, wozu wir sonst nicht kommen oder was wir verpasst zu haben glauben. Aber – und das ist der noch viel schönere Gedanke – wir müssen es nicht!
* „Nimm Deinen Urlaub mit ins Alltagsgepäck!" Es ist schön und gut, entspannte Ferien gehabt zu haben. Doch wichtiger ist es, die Erholung in den Alltag zu integrieren. Überlege Dir hierzu, was Dir im Urlaub be-

sonders guttat. Wahrscheinlich kannst Du an Arbeitstagen nicht bis 10 Uhr schlafen, zumindest aber den Kaffee in der Nachmittagssonne oder den ausgiebigen Abendspaziergang beibehalten. Oder den neuen Sport zu Hause fortführen. Tennisvereine, Yoga- und Tanzstudios gibt es auch in Deiner Stadt. Leckeres gesundes Essen bereichert Dich in vielerlei Hinsicht. Lass Dein Urlaubsfeeling nicht am Strand zurück, denn die Arbeit hält viel länger als der Urlaub an.

Entspannung funktioniert nicht auf Knopfdruck

Mit Karacho in die Erholung? Das wird leider nichts. Es benötigt Zeit, sich von den Arbeitstagen und der damit verbundenen Verantwortung zu distanzieren. Blättere nicht in Deinen Arbeitsunterlagen und nimm auch keine Anrufe aus der Firma an. Diese Distanz bedeutet allerdings noch lange nicht, dass Du nun erholt bist. Jetzt gilt es, aktiv zu werden: Suche Dir Aktivitäten, die Dich entspannen. Fülle die gewonnene Zeit mit Dingen, die sich für Dich gut anfühlen. Konzentriere Dich jeweils auf eine einzige Sache und vermeide Multitasking. Schließlich bist Du im Urlaub!

7.10 Hoffnung

Hinter dem Begriff Hoffnung verbirgt sich ein facettenreiches Phänomen mit philosophischen und spirituell-religiösen Wurzeln. Er vereint den individuellen Wunsch nach einem erfüllten Leben und die gesellschaftliche Idee einer gerechten, friedvollen Welt (Krafft & Walker, 2018). Hoffnung kann ein Resultat von in frühester Kindheit erlebtem Urvertrauen sein und wird zumeist von angenehmen, freudigen Gefühlen und Selbstvertrauen begleitet (Wirtz, 2019). Wie Hoffnung genau verstanden wird, variiert kulturell (Krafft & Walker, 2018).

- Hoffnung ist das Saatkorn für das Vertrauen in ein gelingendes Leben. Indem aus ihr die Überzeugung erwächst, dass eine Sache in der Zukunft nach den eigenen Wünschen verläuft, färbt sie die Gedanken schöner und macht den Gang leichter.

- Du kannst das Beste hoffen, bevor Du Das Schlimmste weißt: Ungewissheiten bringen vielerlei Befürchtungen und Sorgen mit sich. Da wir jedoch gar nicht wissen, was die Zukunft für uns bereithält, können wir ihr auch hoffnungsvoll begegnen und auf unser tiefes, inneres Gefühl vertrauen.

- Hoffnung und Zuversicht sind die Flügel des Lebens. Sie tragen uns durch schwere Zeiten und lassen uns zuversichtlich in die Zukunft schauen. Sofern uns die siebte Wolke nicht mehr trägt, spendet Hoffnung Trost und die Zuversicht bekräftigt uns in unserem Tatendrang. Nach einer Bruchlandung können sie uns die nötige Motivation geben, einen neuen Flugversuch zu starten.

- Hoffen bedeutet mehr als ein heimliches Daumendrücken: Ängste können Dich davon abhalten, die aus Deiner Hoffnung erblühten Wünsche und Träume wahr werden zu lassen. Um diesen ein Stück näherzukommen, ist es wichtig, Deine Hoffnung „zu leben": Mach Dich für Deine Wünsche stark, ebne Deinen Träumen den Weg und sorge so dafür, dass Deine Hoffnung zur selbsterfüllenden Prophezeiung wird.

Hoffnungsschimmer – der Tugendkreis der Hoffnung

Nach Krafft und Walker (2018) entspringt die Hoffnung der Menschen unterschiedlichen Quellen. Zu diesen zählen Gesundheit, Harmonie, eine glückliche Ehe oder Freundschaften, sinnvolle Aufgaben, Hilfsbereitschaft, Solidarität, Nächstenliebe, Naturverbundenheit sowie Religion und Spiritualität. Gleichzeitig sind dies die wichtigsten Lebensbereiche, auf die Menschen ihre Hoffnung fokussieren. Durch einen zuversichtlichen Blick in die Zukunft bringen sie sich angenehmen Gedanken, Gefühlen, Taten und Beziehungen näher und orientieren sich an einem sinnstiftenden und gelingenden Leben.

7.11 Dankbarkeit

Dankbarkeit als ein Teilaspekt der Wertschätzung zeigt sich in Form von ehrlicher Anerkennung einer (im)materiellen Zuwendung (Willberg, 2018). Das regelmäßige Praktizieren von Dankbarkeit geht in eine lebensbejahende und akzeptierende Haltung über. Sie ist ein Wegbereiter für emotionale Ausgeglichenheit und innerliche Unabhängigkeit (Willberg, 2018). Außerdem kann Dankbarkeit einen großen Beitrag zu unserem Wohlbefinden leisten. Aus psychologischer Perspektive ist die Fähigkeit, dankbar zu sein, ein wichtiger Faktor, der die persönliche Widerstandsfähigkeit, auch Resilienz genannt, fördert und deshalb besonders im Hinblick auf den Umgang mit Stress von Bedeutung sein kann.

* Dankbarkeit ist der Sonnenschein unter den Alltagspraktiken: Sie stärkt uns und stimmt uns glücklich, indem sie unseren Tätigkeiten einen Sinn verleiht und als Vorbote des Optimismus unsere Lebensfreude bekräftigt.
* Wofür wir Dankbarkeit verspüren, kann sehr vielfältig sein: Wir können anderen Personen, Dingen oder uns selbst gegenüber dankbar sein. Was haben wir heute schon erlebt, für das wir dankbar sein möchten?
* Dankbarkeit erfordert einen Perspektivwechsel. Auch wenn wir uns lieber mit den Dingen beschäftigen, die wir noch erreichen wollen, ist es wichtig, auch dem bereits Erreichten Anerkennung zu zollen. Unser Blick

wandert so zu den Zwischenzielen unseres Lebens, die wir bereits passiert haben. Es kann heilsam sein, dort noch einmal Rast zu machen, um erneut die unvergleichliche Aussicht zu genießen.

* Wie gehen wir mit erfahrener fehlender Dankbarkeit um? Nicht immer fühlen wir uns gerecht behandelt und ernten die Dankbarkeit für unser tatkräftiges Bemühen, die wir uns wünschen. Etwas nur zu tun, damit jemand dafür dankbar ist, führt uns allerdings auch nicht zum Gefühl persönlicher Freiheit. An dieser Stelle gilt es, die Motive zu hinterfragen: Was treibt unser Handeln an? Tun wir etwas aus ehrlicher Überzeugung oder weil wir uns Dankbarkeit unseres Gegenübers erhoffen? Wir sollten uns darauf freuen, wie unsere Liebe in der Welt keimen wird, aber keine Gegenleistung dafür verlangen.

* Übung „Dankbarkeitstagebuch": Um die schönen Dinge im Leben nicht aus dem Blick zu verlieren, kannst Du sie in einem Dankbarkeitstagebuch notieren. Hierzu spürst Du jeden Abend vor dem Zubettgehen in Dich hinein, für welche drei Dinge Du an diesem Tag dankbar bist. Das kann im Grunde genommen alles Mögliche sein: Der nahende Frühling mit seinen ersten warmen Sonnenstrahlen, die Lieblingspizza zum Abendessen oder das Telefonat mit einem guten Freund.

Jahresresümee

Welcher Tag im Jahr eignet sich besser als der Silvestertag, um in unzähligen Erinnerungen des letzten Jahres zu schwelgen? Wohl keiner! Lass die letzten zwölf Monate nach und nach Revue passieren. Tauche ein in all die schönen Momente vergangener Tage und notiere Deine persönlichen drei Highlights eines jeden Monats. Hast Du einen inspirierenden Menschen kennengelernt? Einen tollen Urlaub verbracht? Wieder gelernt, Dir mehr Freiheit und Freude in die Arbeitstage zu holen? Ein neues Hobby begonnen? Bist Du mit einer Überraschungsparty von Deinen Freunden ins neue Lebensjahr begleitet worden? Hast Du eine Krankheit gut überstanden? Vielleicht bist Du überrascht, wie oft Dir das Leben ein Lächeln ins Gesicht zauberte, weil Du Dir dieser Momente gar nicht mehr bewusst warst.

7.12 Wertschätzung

Wertschätzung ist als ein wertfreies Anteilnehmen und Sorgetragen einer Person erkennbar (Stumm & Pritz, 2007). Demnach kommt sie dem bedingungslosen Zollen von Achtung und Respekt gleich (Stumm & Pritz, 2007) und geht mit Zugewandtheit und Wohlwollen einher. Wertschätzung ist ein menschliches Grundbedürfnis. Sie zeigt sich als Verlangen, gesehen zu werden, und dem Streben nach Anerkennung. Nach Rosenberg hängt Wertschätzung mit dem Selbstwert zusammen: Je höher der Selbstwert einer Person ist, desto wertschätzender ist auch ihr Umgang mit anderen (Rosenberg, 2016). Zusätzlich ist die therapeutische Wertschätzung einer der Grundpfeiler einer gelingenden Psychotherapie.

* Erreichen oder besitzen wir etwas, erscheint es uns selbstverständlich. Gleiches gilt für die Menschen, mit denen wir unser Leben teilen; auch sie werden schnell zur Selbstverständlichkeit. Wir machen uns wenig Gedanken um sie, bis wir sie plötzlich entbehren müssen. So kommt es vor, dass wir erst dann merken, was wir an Menschen und Dingen haben, wenn wir sie nicht mehr (um uns) haben. Überlege Dir, welchen Menschen Du zeigen möchtest, dass sie Dein Leben bereichern. Wie kannst

Du ihnen Deine Anerkennung schenken, ihnen vor Augen führen, dass Du sie siehst?

* Wertschätzung ist eine praktische Alltagshilfe. Sie erleichtert uns beispielsweise das Arbeiten: Wenn wir die Arbeit sehr wertschätzen können, wenn sie uns wertvoll, sinnerfüllt, wichtig erscheint, fällt es uns leicht, diese auszuführen.

* (Selbst)Wertschätzung funktioniert wie ein innerer Spiegel. Je mehr wir uns selbst wertschätzen können, desto leichter wird es uns fallen, anderen wertschätzend zu begegnen. Wertschätzung bedeutet auch Resonanz: Findet sich Wertschätzung in unserem Handeln wieder, bereichert dies unsere Kontakte.

* Jede Person trägt etwas Schätzenswertes in sich. Bei einigen Menschen mag es uns aufgrund ihres sonnigen Gemüts leichtfallen, dies zu erkennen. Doch auch die Menschen, die uns immer wieder zur Weißglut treiben, sind schätzenswert. Versuche, auch diesen immer wieder mit Wertschätzung zu begegnen.

Werts(ch)ätze

Für die Suche nach der Wertschätzung braucht es weder Schaufel noch Schatzkarte. Diese Kostbarkeit liegt in uns selbst begraben und wir können sie täglich aufs Neue ausbuddeln. Um eine wertschätzende Haltung in Deinen Alltag zu integrieren, kann es nützlich sein, Dich mit folgender Frage auseinanderzusetzen: Was zeichnet Deine Liebsten aus? Denke an drei Menschen in Deinem Umfeld und formuliere für jede Person zwei bis drei Sätze mit Eigenschaften, für die Du sie schätzt, die sie möglicherweise einzigartig machen. Teile diese Erkenntnis mit ihnen. Sie sind sich nämlich oftmals gar nicht im Klaren darüber, was man an ihnen mag.

7.13 Verzicht

Verzicht geht mit einer eher enthaltsamen Lebensweise einher (Wirtz, 2019) und beschreibt die Orientierung des Lebens an den einfachen Dingen (Bucay, 2016). Diese Form der Entsagung distanziert sich von der Wichtigkeit materieller Güter und sieht unnötigen Besitz eher als Ballast an. Während Verzicht gemeinhin als Willensübung und Versuch der Selbstbeherrschung angesehen wird (Wirtz, 2019), schildert Bucay (2016) eine tief darin verborgene Erkenntnis: Dabei stellt er nicht den Besitz oder den Genuss an sich infrage, sondern verbindet ihn mit der persönlichen Freiheit, darauf jederzeit verzichten zu können.

* Höher, schneller, weiter: Hauptsächlich wird uns beigebracht, mehr zu haben, mehr zu können, mehr zu leisten. Dennoch sind viele Menschen einsam, unsicher und unglücklich. Genau deshalb kann es ratsam sein, den gegenteiligen Weg einzuschlagen: Wir üben uns im Verzicht. Je weniger wir benötigen, desto freier können wir leben.
* Weniger ist mehr: Besitzen wir weniger, wird es uns leichter fallen, diesen Besitz im Auge zu behalten. Ein Auto wäscht sich leichter als drei und eine Hose findet sich leichter unter fünf als unter 20. Auf diese Weise bleibt uns mehr Zeit für andere Dinge.
* Eine asketische Grundhaltung kann man auch in zwischenmenschlichen Beziehungen üben. Dabei geht es weniger darum, auf die Beziehungen zu anderen Menschen gänzlich zu verzichten, sondern mehr oder minder unabhängig von deren Anerkennung und der Häufigkeit der Begegnungen zu sein. Vielleicht würde es Dir auch gut tun, lieber zwei echte Freunde zu haben als 15 Kumpels.
* Die Aussage „Ich habe, also bin ich" ist oftmals ein Trugschluss, denn je weniger Besitztümer man sein Eigen

nennt, desto mehr Gelegenheiten hat man, einfach zu sein. Im ersten Augenblick wirkt dieser vielleicht beängstigend, dabei bietet er uns die Möglichkeit, unsere Persönlichkeit in all ihren Facetten zu entfalten.

* Verzicht zum Selbstschutz: Manchmal verzichten wir auf etwas, um uns vor der Angst vor Verlust und dem damit verbundenen Schmerz zu schützen. Dies kann jedoch auch hinderlich sein. Natürlich können wir einen Job verlieren, sobald wir berufstätig sind. Gleiches gilt für unseren Partner: Sobald wir uns in einer Beziehung befinden, besteht die Möglichkeit, sie irgendwann einmal missen zu müssen. Sollte dies jedoch wirklich unser Beweggrund sein, darauf zu verzichten?

* Konsum zur Kompensation: Nur noch eine Runde online shoppen, nur noch eine Folge der Lieblingsserie schauen, nur noch einen Schokoriegel essen – und doch bleibt es selten dabei. Alles, was wir im Übermaß tun, dient lediglich als Fluchtmöglichkeit vor offenen Themen, mit denen wir uns stattdessen beschäftigen sollten. Verzicht ist Deine Axt, dieses Muster zu durchbrechen. Nutze einen Moment der Abstinenz dazu, die dabei aufkommenden Gefühle zu reflektieren: Was bewegt Dich? Welche Bedürfnisse werden nun nicht mehr gestillt? Welche Möglichkeit siehst Du, dies anderweitig zu tun?

Ich kann nicht leben ohne …

Gehen wir davon aus, dass wir in jeder Situation unseres Lebens alles haben, um glücklich zu sein, können wir uns entspannt zurücklehnen. Verzichtest Du auf etwas, wirst Du schnell merken, dass sich nach dem ersten Vermissen rasch eine Gewöhnung an die neue Situation einstellt und diese sogar das Potenzial hat, Dir Freude zu bereiten. Probiere Dich aus und überlege Dir, worauf Du in der kommenden

Woche verzichtest. Vielleicht trinkst Du keinen Kaffee, benutzt das Auto nicht oder lässt den Serienmarathon eine Woche pausieren. Beobachte Deine Gefühle und entdecke, wie sich Deine Gewohnheiten verändern. Vielleicht stellst Du fest, dass Dir gar nichts gefehlt hat. Oder aber die Freude über diese Dinge ist nach diesem kleinen Selbstversuch ein kleines Stück größer.

Literatur

Bucay, J. (2016). *Der Innere Kompass. Wege der Spiritualität.* Fischer Taschenbuch.

Bucher, A. A. (2009). *Psychologie des Glücks.* Beltz.

Butler, S. (o.J.). https://gutezitate.com/zitat/142758 (Zugegriffen am 21.07.2021).

Dudenredaktion. (2020). *Duden – Die deutsche Rechtschreibung: Das umfassende Standardwerk auf der Grundlage der aktuellen amtlichen Regeln.* Bibliographisches Institut.

Eifert, G. H. (2011). *Akzeptanz- und Commitment-Therapie (ACT).* Hogrefe.

Fiedler, P. (2011). Ressourcenorientierte Psychotherapie. In R. Frank (Hrsg.), *Therapieziel Wohlbefinden, Ressourcen aktivieren in der Psychotherapie* (S. 19–31). Springer.

Gruber, E., Bents, H., & Mander, J. (2020). Achtsamkeit und Selbstmitgefühl in der Psychotherapie. In H. Bents, M. Gschwendt, & J. Mander (Hrsg.), *Achtsamkeit und Selbstmitgefühl, Anwendungen in der psychotherapeutischen Praxis* (S. 5–16). Springer.

Hüttner, A. (2019). *Hinter den Kulissen von Psychotherapie. Spannende Fälle und wie Sie Ihr Leben dadurch bereichern.* Springer.

Kaluza, G. (2007). *Gelassen und sicher im Stress.* Springer.

Krafft, A. M., & Walker, A. M. (2018). *Positive Psychologie der Hoffnung. Grundlagen aus Psychologie, Philosophie, Theologie und Ergebnisse aktueller Forschung.* Springer.

Rosenberg, M. B. (2016). *Gewaltfreie Kommunikation: Eine Sprache des Lebens.* Junfermann.

Stumm, G., & Pritz, A. (2007). *Wörterbuch der Psychotherapie*. Springer.

Wengenroth, M. (2012). *Therapie-Tools. Akzeptanz- und Commitmenttherapie (ACT)*. Beltz.

Willberg, H.-A. (2018). *Dankbarkeit. Grundprinzip der Menschlichkeit – Kraftquelle für ein gesundes Leben*. Springer.

Wirtz, M. A. (2019). *Dorsch – Lexikon der Psychologie*. Hogrefe.

8

Selbst

„Andere zu kennen ist Intelligenz. Sich selbst zu kennen ist
Weisheit." (nach Laozi)

8.1 Einleitung

Begeben wir uns auf die Suche nach uns selbst. Wer sind
wir? Womit identifizieren wir uns? Wie verändert sich das
im Laufe eines Lebens?

Die Familie ist ein wichtiger Teil unseres Selbst, sie ist
der Nährboden, auf dem wir wachsen. Daneben zählen das
Verhalten, die Wahrnehmung und die Intuition zu unserer
Persönlichkeit. All das unterscheidet uns von anderen
Menschen.

Wenn wir von Selbst sprechen, ist die Selbstverwirklichung nicht weit. Was erhoffen wir uns von dieser?
Was wäre anders, wenn wir uns schon selbst verwirklicht hätten?

© Der/die Autor(en), exklusiv lizenziert durch Springer-Verlag GmbH, **165**
DE, ein Teil von Springer Nature 2022
A. Hüttner, C. Hübner, *Eine Anleitung zum Glücklichsein*,
https://doi.org/10.1007/978-3-662-64247-4_8

8.2   Selbst

Wenn wir unser Selbst entdecken wollen, begeben wir uns auf die Suche nach unserer wahren Identität (Tepperwein, 2006). Dabei erlangen wir Wissen und Bewertungen über uns (Wirtz, 2019). Einen Schritt weitergehend kann die Besinnung auf uns selbst jedoch auch als Prozess der Bewusstwerdung und damit als Verbindung mit der eigenen Seele betrachtet werden (Ribi, 2011). Wer sich auf die Suche nach dem Selbst begibt, wird von dem Wunsch begleitet, ein Zuhause in der eigenen Existenz zu finden (Tepperwein, 2006). Dabei löst man sich von der Vorstellung, wer man sein sollte, und etabliert die Idee, einfach man selbst sein zu können (Ribi, 2011).

* „Wer bin ich?" Beginne, Dich mit dieser Frage intensiv auseinanderzusetzen. Womit kannst Du Dich identifizieren? Was macht Dich aus?
* Im Leben haben wir viele verschiedene Rollen, die wir einnehmen. Manche meiner Klientinnen sind Ehefrau, Mutter, Angestellte, Tochter, Nachbarin und Freundin zugleich. Doch nur weil wir Rollen eingenommen haben und diese zu erfüllen versuchen, heißt das nicht, dass wir uns ausschließlich mit dieser Rollenbeschreibung begnügen müssen.
* Was ist ein wichtiger Bestandteil Deiner Person? Vielleicht kommen Dir Deine Atmung, Dein Denken und Deine Empfindungen in den Sinn. Möglicherweise verbindest Du mit Dir aber auch Deinen Job, Deinen Musikverein oder Deine Gemeinde.
* Wenn wir von Selbst sprechen, impliziert dies eine Trennung zu anderen Individuen. Auf materieller Ebene, der physischen Welt, mag das einleuchtend sein. In spirituel-

len Ansätzen wird jedoch häufig von einer gemeinsamen Seele gesprochen. Demnach sind wir nicht getrennt, sondern miteinander verbunden. Je nachdem, womit wir uns identifizieren, wirkt sich das auf unsere Handlungen und unser Empfinden aus.

* Übung „Mindmap-Ich": Möchtest Du Dich mit Dir selbst beschäftigen, kann es helfen, kleine Momentaufnahmen von Dir zu Papier zu bringen. Notiere dazu täglich unmittelbar nach dem Aufwachen zwei bis drei kurze Sätze oder auch nur einzelne Wörter: Wie würdest Du auf die Frage „Wer bin ich?" intuitiv antworten? Nach einiger Zeit kannst Du durch diese Aussagen und Formulierungen blättern. Gibt es Veränderungen? Gibt es Dinge, die immer wieder auftauchen? Welche Gefühle stellen sich ein, wenn Du die einzelnen Passagen liest?

Schaufenster

Wenn wir uns ein Geschäft vorstellen, so besteht dieses aus einem Lager, einem Verkaufsraum und einem Schaufenster. Das Schaufenster bietet nur wenig Platz, um Kunden anzulocken. Dieser Platz ist aber eminent wichtig und sollte bedacht gefüllt werden, denn: Kunden, die sich vom Schaufenster nicht angesprochen fühlen, werden wohl nie einen Fuß in den Laden setzen.

Dient das Bild des Geschäftes nicht auch als Metapher für unsere Person? Das, was wir von uns darstellen, entspricht nicht immer dem, wer wir sind. Von unseren verborgenen Talenten und den Geheimnissen ganz zu schweigen …

Zeige der Welt, wer Du bist, was Du kannst, was Dich ausmacht. Ein leeres Schaufenster spricht wohl niemanden an. Schmücke es und ziehe damit Menschen an, mit denen Du in Kontakt treten möchtest. Überlege, wie Dich andere Menschen wahrnehmen sollen. Versetze Dich auch in ihre Lage hinein: Wie möchten sie Dich sehen? Bleibe dabei authentisch: Kannst und willst Du ihnen das zeigen? Bist das Du?

8.3   Selbstverwirklichung

Sich selbst zu verwirklichen, bedeutet, den eigenen Träumen und Wünschen folgend zu leben. Nach Maslow ist Selbstverwirklichung eine der höchsten psychologischen Interessen und tritt erst in Kraft, wenn alle grundlegenderen Bedürfnisse gestillt sind (Myers 2014c). Die Verwirklichung unseres authentischen Selbst ist dabei gekennzeichnet durch das Erkennen und Entfalten des persönlichen Potenzials und setzt demnach die an die Frage „Wer bin ich?" geknüpfte Selbsterkenntnis voraus.

* Keine Selbstverwirklichung ohne Selbstfindung: Der erste Schritt, Dich selbst zu verwirklichen, ist es, das Dir innewohnende Potenzial zu erkennen. Werde Dir dabei Deiner Einzigartigkeit bewusst und erkenne, was in Dir steckt. Kehre in Dich und höre auf Deine innere Stimme, die Dir verrät, wer Du bist und was Du wirklich willst. Vergrößere Deinen inneren Reichtum, nicht Deinen materiellen.
* Eines der größten Hindernisse auf dem Weg zur Selbstverwirklichung sind äußere Erwartungen. Viele Menschen führen ein sehr angepasstes, normorientiertes Leben und entfernen sich dabei immer weiter von sich selbst. Es kostet Mut, ganz Du selbst zu sein. Manchmal kommt es Dir so vor, als würdest Du Kopien von ein und derselben Persönlichkeit kennenlernen. Entsprechend wichtig ist es, falsche Bilder und Vorstellungen aufzugeben und das loszulassen, was Du für andere bist. Stelle Dir stattdessen lieber die Frage: Was würdest Du tun, wenn niemand hinsieht?
* Auch innere Blockaden stehen der Selbstverwirklichung im Weg. Es ist hilfreich, diesen Aufmerksamkeit zu schenken, um zu erkennen, was sich dahinter verbirgt:

Was hält Dich bislang davon ab, Dich noch stärker selbst zu verwirklichen? Welche inneren Regeln und Grundsätze hindern Dich daran? Was könnte passieren, wenn Du nur noch das lebst, was Deine innere Stimme für richtig hält? Was brauchst Du? Wo fühlst Du Dich wohl? Aber auch: Wovor fürchtest Du Dich? Auf wen nimmst Du (zu viel) Rücksicht? Lass Deinen gesunden Egoismus nicht zu kurz kommen.

⁕ Letztendlich ist ein erfüllendes Leben das, von dem Du sagst, dass Du bei Dir angekommen bist und in Frieden mit Dir selbst sein kannst. Such die Stolpersteine in Deinem Leben und die Personen, Momente und Situationen, in denen Du Dich Dir selbst am nächsten fühlst.

⁕ Selbstverwirklichung ist ein sehr schwammiges Wort. Wie Du Dich in Deinem Leben selbst verwirklichen willst, hängt – wie der Name schon vermuten lässt – allein von Dir selbst ab. Bist Du Dir unsicher, ob Du Dich auf einem für Dich passenden Weg befindest, kann folgender Gedanke wegweisend sein: Stell Dir vor, Du kannst Deine Selbstverwirklichung nicht verfehlen. Am Ende Deines Lebensweges wirst Du rückblickend feststellen können, dass jeder Schritt richtig war, wenngleich Du manchen bereut oder verflucht hattest. Hilft Dir das, den vor Dir liegenden Weg mit leichtem Herzen zu gehen?

Bedürfnispyramide

Nach Maslow (1970) können wir uns die Bedürfnisse, an denen sich unsere Motivation orientiert, wie eine Pyramide vorstellen. Unsere physiologischen Bedürfnisse wie Hunger und Durst bilden den Sockel. Auf dieses Fundament baut das Bedürfnis nach Sicherheit auf. Die sozialen Bedürfnisse nach Liebe und Zugehörigkeit basieren auf diesem Sicherheitsbedürfnis.

Den nächsten Baustein bilden die Ich-Bedürfnisse, zu denen das positive Selbstwertgefühl und die Wertschätzung zählen. Diese Bedürfnisse bilden die Basis für das Bedürfnis nach Selbstverwirklichung, welches uns ein Leben frei nach unseren einzigartigen Potenzialen führen lässt.

Die Spitze der Pyramide erfüllt das Bedürfnis nach Selbsttranszendenz, welches Sinn und Identität über die eigene Existenz hinaus sucht. Wichtig bei der Betrachtung dieser hierarchischen Struktur ist es, dass zuerst eine untere Bedürfniskategorie erfüllt sein muss, bevor das Bedürfnis der nächsten Stufe für uns Relevanz erlangt. Das erklärt, weshalb Menschen, die von existenziellen Sorgen oder sozialer Isolation betroffen sind, sich nur selten mit Themen wie Potenzialentfaltung und Selbstverwirklichung beschäftigen.

8.4   Gesunder Egoismus

Egoismus bezeichnet das Streben nach Vorteilen für die eigene Person und stellt das Selbst in den Mittelpunkt aller Handlungen. Die Bedürfnisse anderer treten dabei eher in den Hintergrund (Dudenredaktion, 2020). Diese oftmals negativ verstandene Ich-Bezogenheit kann jedoch als gesunder Egoismus – welcher zwischen den beiden Polen Selbstsucht und Selbstlosigkeit liegt – die Selbstverwirklichung unterstützen, ohne anderen damit zu schaden (Wirtz, 2019). Einige psychologisch-philosophische Theorien gehen zudem davon aus, dass das gesamte menschliche Verhalten auf das individuelle Glück und Wohlbefinden abzielt, und stellen damit den Altruismus als Handlungsmotiv in Frage.

* Wenn Du Dein Leben nicht lebst, lebt es niemand. Entsprechend wichtig ist es, Deiner Intuition zu folgen und nicht die Erwartungen anderer zu erfüllen.

* Wahrscheinlich steckt in jedem von uns ein wenig der Wunsch, die Welt zu retten. Dennoch ist es vollkommen in Ordnung, erst einmal bei Dir selbst damit anzufangen: Setze Dich für Dich und Deine Interessen ein und mache Dich zur Nummer 1 in Deinem Leben.

* Egoismus und Selbstfürsorge: Eine ordentliche Portion Egoismus tut uns allen gut. Handelst Du in Deinem Sinne, profitieren auch viele andere von Dir. Erst wenn es uns selbst gut geht, haben wir die Kraft, andere zu unterstützen. Viele Menschen bekommen ein schlechtes Gewissen, wenn sie sich dabei ertappen, egoistisch zu sein. Dabei ist es wichtig, sich um sich selbst zu kümmern. Vielleicht hilft es, gesunden Egoismus auch Selbstfürsorge zu nennen?

* Stell Dir einen Brunnen vor, in dem aus einer Schale das Wasser in die nächstuntere fließt. So ähnlich ist es mit unserer Energie. Nur, wenn Deine Energieschale gefüllt ist, kannst Du geben. In einer Schale, die immer nur weitergibt, ist irgendwann Leere. Überlege Dir auch, was Dich (er-)füllt, wie Du Deine Energien reaktivieren kannst.

* Lebe im Einklang mit Dir selbst. Zeige Dich authentisch, öffne Dich nicht nur der Welt, sondern allem voran Deiner Innenwelt. Erkenne Deinen wahren Charakter. Bleib Dir selbst treu und werde, wer Du bist.

* Nimm Rücksicht auf Deine eigenen Bedürfnisse: Was tut Dir gut? Wo fühlst Du Dich wohl? Was brauchst Du, um glücklich zu sein? Was sind Deine Ressourcen? Welche Hindernisse besitzt Du?

* Die wichtigste Empathie, die wir empfinden sollten, ist die Empathie für uns selbst. Denn wer sich mitfühlend mit sich selbst zeigt, kann dies auch anderen gegenüber tun.

> **Ich tue das nur für Dich!**
>
> Gibt es Altruismus überhaupt? Sind wir wirklich selbstlos in dem, was wir tun? Zumeist nicht. Tun wir einer anderen Person einen Gefallen, hat dies auch angenehme Konsequenzen für uns selbst. Wir erhalten Dank und Wertschätzung und tun damit indirekt auch etwas für uns selbst. Wirf deshalb einen kritischen Blick auf Deine vermeintliche Selbstlosigkeit: Gibt es Dinge, von denen Du annimmst, dass Du sie nur für andere tust? Welchen Nutzen ziehst Du daraus?

8.5   Wahrnehmung

Was wir wahrnehmen, nehmen wir als wahr an. Dabei beschreibt die Wahrnehmung keine allgemein gültige Wahrheit, sondern liefert uns lediglich ein subjektives Abbild einer objektiv-realen Umwelt (Wirtz, 2019). Der Prozess der Wahrnehmung wird maßgeblich durch unsere Innenwelt beeinflusst (Wirtz, 2019) und ist somit der „Spiegel unserer Seele" (Hüttner, 2016). Deshalb zeigen sich nicht nur bisher erlangtes Vorwissen, Annahmen, Bedürfnisse und Bewertungen (Hagendorf et al., 2011), sondern auch unsere Gefühle (Hüttner, 2016) in unserer Wahrnehmung.

* Deine Auffassungsgabe reicht nicht aus, um die Welt als Ganzes abzubilden. Deshalb kannst Du nur einen kleinen Teil wahrnehmen. Dieser wird gründlich vorsortiert und so verarbeitet, dass er zu Deinen bisherigen Erfahrungen passt. Das, was Du wahrnimmst und wie Du es deutest, verrät deshalb viel über Dich. Beschäftige Dich mit dem Ausschnitt Deiner persönlichen Realität: Was siehst Du in der Welt? Was denkst Du über sie? Welche Gefühle werden durch Deinen Blick auf die Welt hervorgerufen? Hinterfrage, inwieweit dieser Ausschnitt der Welt zu Dir oder Deinen Erfahrungen passt.

* „Es gibt kein objektives Problem, Du machst es zum Problem." Eine Aussage, die man vielleicht erst einmal kurz auf sich wirken lassen muss. Wahrscheinlich fallen Dir sofort zig Schwierigkeiten ein, vor die Dich Dein Leben stellt. Doch sind wir ehrlich, konstruiert sich jeder Mensch durch seine Wahrnehmung seine eigene Realität. So nimmst Du eine lediglich neutrale Situation vielleicht als Problem wahr – und diese Wahrnehmung liegt bei Dir. Alles (und damit auch jedes Problem) zeigt indes nur Deine Sicht und nicht, wie es wirklich ist.

* „An einem Weihnachtsbaum leuchten 99 Kerzen, nur eine, die brennt nicht. Welche siehst Du?" Diese Welt ist wie ein reich gedeckter Tisch, es ist alles da. Wir können jedoch nur das wahrnehmen, worauf wir unsere Aufmerksamkeit richten. Das erklärt, weshalb wir spielende Kinder, fröhliche Eltern, helfende Hände und unberührte Natur, aber auch Betrug, Streitigkeiten, Umweltverschmutzungen, Kriege, Verbrechen oder andere Weltschmerz-Themen wahrnehmen können. Wohin schaust Du auf diesem Tisch? Wonach greifst Du?

* „Energy flows where attention goes": Wahrnehmung ist wandelbar. Du kannst Deine offenen Themen bearbeiten, Dich mit Deinen Gefühlen auseinandersetzen oder Achtsamkeit praktizieren. All das ermöglicht Dir, der Welt zufriedener zu begegnen, den Fokus Deiner Aufmerksamkeit zu verschieben und so den Dingen wieder offener zu begegnen. Gleichzeitig ist das eine gute Voraussetzung, um Dich von neuen Erfahrungen überraschen zu lassen.

* Übung „Wie innen, so außen": Deine Wahrnehmung wird stark durch Deine Gefühle beeinflusst. Wenn Du wütend oder traurig bist, wirst Du eine andere Welt wahrnehmen als an einem glücklichen Tag. Bist Du neugierig, wie unterschiedlich Du die Welt erleben kannst?

Die folgende Übung öffnet Dir vielleicht die Augen:
Spüre kurz in Dich hinein, um zu erkennen, wie Du
Dich gerade fühlst. Gehe nach draußen und nimm wahr,
was Dir zuerst auffällt. Versuche es möglichst detailreich
zu beschreiben. Überlege im Anschluss, wie das Ge-
sehene zu Deinen Empfindungen passen könnte. Vielleicht probierst Du diese Übung in unterschiedlichen
Stimmungen und Umgebungen aus.

Das Fenster zur Welt

„Wenn zehn verschiedene Menschen nacheinander aus
einem Fenster blicken und berichten, was sie sehen, dann
würde wohl niemand vermuten, dass sie aus demselben
Fenster schauten." Mit diesen Worten machte mich ein Be-
kannter darauf aufmerksam, dass die Welt äußerst subjektiv
ist. Wir nehmen unterschiedliche Dinge wahr, wenngleich
wir in dieselbe Richtung schauen.

Das, was wir in der Welt sehen, verrät weniger über die
Welt als vielmehr über uns. Schließlich können wir nie alles
in der Welt sehen, immer nur Ausschnitte dieser Welt. Deshalb ist es wichtig, sich Folgendes bewusst zu machen: Diesen Ausschnitt wählen wir. Und weil wir ihn wählen, oft
unterbewusst, und uns das bewusst machen können – können wir ihn ändern. Wir sind unserer Wahrnehmung nicht
ausgeliefert. Wir können sogar noch weitergehen: So gesehen gibt es keine Realität, wir schaffen sie.

Darum kann es besonders spannend für Dich sein zu
überlegen, welches Bild Du von der Welt hast. Was siehst Du
durch das große Fenster? Was sagt das über Dich?

8.6 Intuition

Die Intuition – auch als Bauchgefühl bekannt – ist eine ins-
tinktive und oftmals irrationale Empfindung (Bucay, 2016).
Intuitive Hinweise beruhen nicht auf einem für uns trans-

parenten Denkprozess, sondern haben ihren Ursprung an einem „Ort des inneren Wissens" (Hartmann-Kottek, 2012). Deshalb entziehen sich die Schlussfolgerungen, Warnungen oder auch Lösungen unserer Intuition der bewussten Kontrolle sowie der allgemein gültigen Logik (Bucay, 2016). Auch wenn die Intuition heutzutage häufig eher gering geschätzt wird, bedient sich die gestalttherapeutische Arbeit diesem inneren Kompass als Brücke zwischen dem äußeren Geschehen und dem inneren Erleben (Hartmann-Kottek, 2012).

* Tief in uns spüren oder wissen wir, was uns guttut, was wir brauchen und wohin wir gehören. Hand aufs Herz: Wann bist Du das letzte Mal blindlings Deiner Intuition gefolgt?
* Intuition ist keine besondere Gabe, sondern etwas, womit wir bereits zur Welt kommen. Über die Zeit hinweg verlernen wir jedoch, ihr zu vertrauen. Kinder folgen viel häufiger ihrer Intuition als Erwachsene. Sind sie in aller Regel nicht viel glücklicher als wir Denker, Zweifler und Grübler?
* Wenn wir uns auf die eigene Intuition verlassen, mag das weder für uns selbst noch für andere immerzu logisch nachvollziehbar sein. Aufgepasst: Nicht nachvollziehbare Entscheidungen können Dich Deiner Intuition folglich näherbringen.
* Diese innere Stimme spricht unentwegt zu uns, doch im Alltagslärm fällt es uns meist sehr schwer, sie wahrzunehmen, denn Intuition setzt meist Stille voraus. Stärke Deine Intuition, indem Du zu äußerer und innerer Ruhe findest. Nimm das leise Flüstern der Stimme in Dir wahr statt der lauten Umgebungsgeräusche. Lass auch lärmende Gedanken einfach vorüberziehen.

* Weitere Wegbereiter zu intuitiven Entscheidungen sind Offenheit und Neugier. Interessiere Dich für Dein Innenleben und achte dabei auf die Sprache Deiner Empfindungen. Wähle nicht die Option, die eine Handvoll rationaler Gründe befürwortet, sondern finde heraus, wie sich verschiedene Möglichkeiten für Dich anfühlen. Entscheide Dich so, dass es sich in Dir stimmig anfühlt.

* Kennst Du das? Vor schwierigen Entscheidungen schreibst oder denkst Du seitenlange Pro- und Kontralisten. Am Ende sind beide Spalten gleich lang. Deshalb ist es ja keine einfache Entscheidung. Auf Deine innere Stimme, Deine Intuition. Dein Bauchgefühl hat Dich im Leben schon oft begleitet. Vertraust Du ihm auch diesmal?

* Im Kontakt mit meinen Klienten ist es oft nicht nur das Wissen, sondern eine große Portion Bauchgefühl, das sagt: „Hier fehlt noch ein Puzzlestück, das Bild ist noch nicht komplett." Wir kennen die Diagnose oft nicht, wenn unser Gegenüber anfängt, von seinem Leiden zu erzählen. Was hilft, ist Zuhören, Nachfühlen, Fragen stellen. So ist es auch mit uns selbst. Fühlt sich die aktuelle Situation, Entscheidung, …, gut an – oder bereitet sie mir Bauchschmerzen? Will Dich Deine innere Stimme vielleicht sogar warnen?

* Willst Du Dein Bauchgefühl besser kennenlernen, frag Dich immer wieder: Was würdest Du tun, wenn keine äußeren Einflüsse eine Rolle spielen? Je näher die Antworten Deinem tatsächlichen Leben kommen, umso glücklicher und zufriedener bist Du höchstwahrscheinlich.

Gegen den Uhrzeigersinn

Die Uhrzeit taktet unser Leben: Der Wecker regelt das Aufstehen, die Mittagspause läutet das Hungergefühl ein und der Trainingsplan bestimmt, wann wir Sport treiben. Feste Strukturen sind zwar schön und gut, jedoch ein großes Hindernis hin zu einem intuitiven Lebensstil. Um Deinen Alltag intuitiver zu gestalten, können Dir folgende Übungen behilflich sein: Iss beispielsweise nur, wenn Du wirklich Hunger verspürst, und hör auf, sobald das Sättigungsgefühl einsetzt. Geh zu Bett, wenn Du müde bist, und steh – wenn möglich – erst dann auf, wenn Du von allein erwachst. Beweg Dich, wenn Dir nach Bewegung ist und ruh Dich aus, wenn Du Dich nach Entspannung sehnst.

Für viele von uns ist so einiges davon im Arbeitsalltag nicht möglich. Wer zu einer bestimmten Zeit im Büro sein muss, kann meist nicht einfach 4 Stunden später auftauchen. Unter der Woche lässt sich Essen nach Intuition vielleicht am leichtesten umsetzen. Starte doch einmal am Wochenende ohne Plan und probiere etwas hiervon aus. Oft ist es so, dass diese kleinen Schritte uns helfen, auch an Wochentagen mehr nach unserem (Bauch-)Gefühl zu leben.

8.7 Selbstbild

Das Selbstbild bestimmt die Identität eines Menschen (Sendera u. Sendera, 2010). Es beinhaltet alle Gedanken und Gefühle über das eigene Selbst sowie die daraus resultierende Selbsteinschätzung (Wirtz, 2019). Dieses Selbst geht aus der Selbstwahrnehmung hervor (Wirtz, 2019) und wird geprägt von persönlichen Ansichten über den eigenen Körper sowie durch Bedürfnisse, Wünsche, Werte, Erfahrungen, Beziehungen und Interessen. Zusätzlich impliziert es die Wirkung auf andere (Wirtz, 2019) und entscheidet über unser Selbstwertgefühl (Sendera & Sendera, 2010).

- Wie siehst Du Dich selbst, wenn Du Dich betrachtest? Hierbei zählt weit mehr als nur Dein äußeres Erscheinungsbild. Wie bewertest Du Deine Einstellungen und Handlungen? Wie nimmst Du Deinen Beitrag zum Leben wahr?
- Es gibt Gründe, warum Du Dich so siehst, wie Du es tust. Vermutlich war Dein Selbstbild nicht schon immer so wie heute. Spiele Detektiv und finde heraus, weshalb Dein Selbstbild ist, wie es ist. Begib Dich hierzu auf die Spuren persönlicher Ereignisse, die womöglich Risse und Narben hinterlassen haben.
- Meist unterscheidet sich das, was wir in der Welt sehen, kaum von unserer Selbstwahrnehmung. Die Welt hält Dir einen Spiegel vor, weil das Licht der Welt durch Deine Augen fällt. Welche Erfahrungen hast Du im Leben gemacht? Welche Erkenntnisse hast Du dadurch über Dich und die Welt gewonnen?
- Wie zufrieden wir mit uns selbst sind, misst sich an der Distanz zwischen Selbst- und Idealbild. Diese beiden Bilder sind häufig nicht deckungsgleich. Je kritischer wir mit uns selbst ins Gericht gehen, desto unerreichbarer scheint das Idealbild. Bist Du selbst Dein größter Kritiker? Dann ist es höchste Zeit, an Deinem Selbstbild zu arbeiten. Du wirst immer Möglichkeiten finden, Dich beispielsweise schuldig zu fühlen. Die äußeren Umstände sind dabei unwesentlich. Solange Du starke Schuldgefühle hast und dies in Deinem Selbstbild verankert ist, wirst Du Dich schwer davon lösen können. Bereinige deshalb Dein Selbstbild und sieh Dich in einem milderen, freundlicheren Licht.
- Übung „Selbstbildnis": Nimm Papier und Stift zur Hand und zeichne ein Selbstportrait. Damit ist allerdings nicht das Abbild des gewöhnlichen Blickes in den Spiegel gemeint. Werde kreativ. Finde Symbole, die Dich wider-

spiegeln. Nutze Worte, Linien, Zeichen oder gestalte eine Collage. Deiner Kreativität sind dabei keine Grenzen gesetzt. Nimm Dir im Anschluss einen Moment Zeit, um Dich damit auseinanderzusetzen, was dieses Bild über Dich verrät.

Der innere erhobene Zeigefinger

Um Dich mit Deinem inneren Kritiker auseinanderzusetzen, kann Dir ein Stuhldialog behilflich sein, für den Du zwei Stühle benötigst. Lege fest, welcher Stuhl für den Kritiker und welcher für sein Pendant (z. B. die Akzeptanz, die Güte, die Milde, …) steht. Formuliere ein konkretes Anliegen Deiner Selbstkritik. Setze Dich zuerst auf den Stuhl des Kritikers und pfeffere Dir all die Kritik um die Ohren, die er Dir souffliert. Wechsle nun den Stuhl und nimm die Gegenperspektive ein. Wichtig hierbei ist es, dass Du versuchst, möglichst viele Deiner selbstkritischen Argumente auszuhebeln. Wie fühlt es sich an, die Stimme des inneren Kritikers laut werden zu lassen und so plötzlich mit der eigenen Selbstkritik konfrontiert zu sein?

8.8 Sensibilität

Welche Eigenschaften schreibst Du einem „Sensibelchen" zu? Diese Überlegung bringt uns der Sensibilität ein Stück näher: Während einige von uns an eine eher ängstliche und sorgenvolle Person denken, die leicht aus der Ruhe zu bringen ist, fallen anderen mit Sicherheit Eigenschaften wie Schüchternheit und Verletzlichkeit ein (Neyer & Asendorpf, 2018). Sensible Menschen sind demnach besonders empfindsam (Wirtz, 2019) und haben feine Antennen für ihre Umgebung (Reuter, 2011). Sie nehmen Sinneseindrücke und Reize sehr intensiv wahr (Wirtz, 2019) und reagieren darauf entsprechend feinfühlig.

* Sensibilität kann auch als Wahrnehmung von Unterschieden bezeichnet werden. Wer sehr sensibel ist, erkennt selbst kleinste Nuancen. Vielleicht spürst Du intensiver als andere die lauten Geräusche, die scharfen Worte oder die stechenden Schmerzen.
Sensible Menschen empfinden das, was sie wahrnehmen. Die meisten Menschen nehmen vieles wahr, empfinden dabei aber nicht viel. Ergo: Es spielt für sie nur eine untergeordnete Rolle, was sie wahrnehmen.

* Ist es gut, sensibel zu sein? Oder etwa schlecht? Eine Bewertung ist hier fehl am Platz. Mag Sensibilität die Kreativität fördern und damit der Kunst dienlich sein, erscheint sie in der klassischen Arbeitswelt eher als störend. Viel wichtiger ist jedoch: Wie kannst Du von Deiner eigenen Sensibilität profitieren? Mach sie Dir zunutze und drücke Deinem Leben den Stempel der Feinfühligkeit auf.

* Jemand, der besonders empfindsam ist, hat weniger Wahrnehmungsfilter. Die Reize der Umgebung prasseln dann mehr oder minder unaufhaltsam auf denjenigen nieder. Oftmals brauchen diese Menschen deshalb mehr Ruhe und Zeit für sich, um die gesammelten Eindrücke zu verarbeiten.

* Sensible Menschen sind empfänglicher für zwischenmenschliche Resonanz, beispielsweise Stimmungen und Rückmeldungen anderer. Dadurch werden jedoch automatisch die eigenen Bedürfnisse leiser, gehen in der Masse der Eindrücke unter. Entsprechend bedeutsam ist es, den inneren Dialog zu stärken und so feinfühlig für die eigenen Bedürfnisse zu werden: Was brauchst Du? Wo bekommst Du das? Gleichzeitig ermöglicht dieser Kontakt zu Deiner Innenwelt, empfindsam zu sein für das, was Du nicht möchtest: Was belastet Dich? Wovor möchtest Du Dich schützen? Was tut Dir nicht gut?

* Erhöhe Deine Sensibilität im Kontakt mit anderen: Sensibilisiere Dich im Kontakt mit Deinen Mitmenschen und lerne, verschiedene Beziehungserfahrungen voneinander abzugrenzen. Versuche hierzu, Deinem Gegenüber offen zu begegnen und genau wahrzunehmen, wie sich die Begegnung anfühlt. Was entdeckst Du am anderen? Was bringt er mit in den gemeinsamen Kontakt? Was erlebst Du, wenn Du Dich ihm gegenüber öffnest?

Du Mimose!

Oftmals fühlen sich sensible Personen von ihren Mitmenschen nicht verstanden. Ihr Empfinden wird mit Sätzen wie „Stell Dich nicht so an!" als übertrieben zimperlich abgetan. Ein Blick in die Pflanzenwelt verrät jedoch, dass diese Empfindsamkeit alles andere als unnatürlich ist. Die Mimose, eine imposante, rosaviolett blühende, tropische Pflanzenart, reagiert bereits auf kleinste Berührungen sowie Temperatur- oder Lichtveränderungen, indem sie ihre Blätter zusammenzieht. Dies ist ein wichtiger Schutzmechanismus, den es zu würdigen gilt. Ebenso wie die Mimose sind auch sensible Menschen sehr empfindsam, um ihr feinfühliges Inneres zu schützen.

8.9 Familie

Ohne Wurzeln kann ein Baum nicht wachsen. – Eine ebenso hohe Relevanz wie die Wurzelkraft hat die Familie. Sie stellt Kinder durch erste Bindungs- und Interaktionserfahrungen immer wieder vor neue Entwicklungsaufgaben und leistet so einen erzieherischen Beitrag zu deren Lebensgestaltung (Fröhlich-Gildhoff, 2013). Sprechen wir von Familie, denken wir häufig an eine Gemeinschaft, die durch eine gemeinsame Biografie sowie Zukunftsvorstellungen besticht (Reich, 2015) und durch das Gefühl von Verbundenheit das eigene Zugehörigkeitserleben stärken kann

(Peuckert, 2007). Wie stark man sich seiner Familie zugehörig fühlt, ist individuell verschieden (Petzold, 2002): Während Familie für einige von uns ein Zufluchtsort ist, haben andere das Gefühl, von dort eher fliehen zu wollen.

* Emotionales Erbe: Viele Gefühle ziehen sich durch die Generationen einer Familie. Wenn Dich bestimmte Gefühle wiederkehrend übermannen, so tausche Dich mit Deinen Familienangehörigen aus. Möglicherweise trägst Du die Trauer in Dir, welche Dein Großvater nicht bewältigen konnte. Oder Du spürst die Ängste, die Deine Mutter bei Deiner Geburt ausstehen musste.
* Wer ist wer? Nicht selten kommt es in Familien zu Rollenverwirrungen. Plötzlich übernehmen Kinder die Verantwortung für ihre Eltern und geraten so in einen Zwiespalt zwischen ihrer Rolle als Kind und den Anforderungen einer elterlichen Funktion. Deshalb sollte grundlegend klar sein: Unabhängig vom Alter bleibt jeder ein Kind seiner Eltern. Treten Konflikte in der Familie auf, so schwächen sie uns, unabhängig davon, wie viele Jahre wir auf dem Buckel haben. Jede Familienstreitigkeit raubt unsere Kräfte.
* Anderseits ist unsere Familie uns oft eine wichtige Kraftquelle, und zusammen stehen wir Situationen durch, die wir allein niemals gemeistert hätten. Trotz aller Differenzen sind das die Menschen, die Dich Dein ganzes Leben lang kennen, Dich kritisieren und lieben wie kein anderer und die im Idealfall für Dich da sind, wenn Du sie brauchst – so wie Du für sie, wenn sie Dich brauchen.
* „Home is where your heart is": Wir besitzen nicht nur faktisch eine Familie, sondern auch im emotionalen Sinne. Deshalb ist es manchmal notwendig, zwischen einer Familie im engeren und einer im weiteren Sinne zu

differenzieren. Zum einen gibt es unsere Eltern, die uns gezeugt haben, und die Familie, bei der wir aufgewachsen sind. Andererseits kennen wir vielleicht auch Personen außerhalb unserer Herkunftsfamilie, die sich für uns wie Familie anfühlen. Ganz gleich, wem Du Dich emotional stärker verbunden fühlst: Vertraue auf Dein Familiengefühl.

* Familie aus spiritueller Sicht: Neben unserer menschlichen Familie können wir uns als Kinder weiterer Familien ansehen. Die eigene Seele kann als Kind der Weltenseele interpretiert werden, der Geist als Teil der Natur oder diese Inkarnation als Momentaufnahme ständiger Reinkarnation. Was immer wir als Herkunft oder Familie anerkennen: Es soll uns Heimat und Zuhause sein.

* Die Familie als Einheit: Die Mitglieder einer Familie stehen sich besonders nahe, deshalb kann man sie als ein zusammenhängendes System betrachten. Das bedeutet, dass Veränderungen in einem Mitglied mit möglichen Veränderungen in einem anderen Mitglied einhergehen. Wenn sich Kinder nicht auf die Schule konzentrieren können oder Erwachsene auf ihre Arbeit, ist es sinnvoll, nach Spannungen im Familiensystem zu suchen.

* Ein Blick auf unsere Familie kann ein ausgezeichneter Blick in den Spiegel unseres Selbst sein, denn unser familiäres Umfeld verrät viel über uns: Wie nehmen wir Geschwister und Eltern wahr? Was vermissen wir in unserer Familie? Worunter leiden wir? Ebenso spiegeln sich familiäre Erfahrungen in unserem aktuellen Zusammenleben wider, denn wir sammeln in unserer Familie erste Beziehungserfahrungen, die wir in späteren zwischenmenschlichen Beziehungen reproduzieren. Welche Familienmuster begegnen Dir in Deinen aktuellen Beziehungen?

Stammbaum

Um den eigenen familiären Kontext genauer unter die Lupe zu nehmen, kann ein Stammbaum der etwas anderen Art hilfreich sein. Stell Dir dazu einen Baum vor. Dieser Baum symbolisiert Euch als Familie. Eure Wurzeln nähren Euch und geben Euch gleichzeitig Halt. Das ist Eure familiäre Basis. Der Stamm dieses Baumes trägt die verschiedenen Äste und verbindet sie miteinander. Damit ist Eure familiäre Verbundenheit gemeint. Jeder dieser Äste steht für ein Familienmitglied. So wird deutlich, dass Ihr keine vollständig getrennten Personen, aber eben auch nicht ein und dieselbe Person seid. Steht man direkt vor diesem Baum, so mag ein Ast weit entfernt vom anderen erscheinen. Doch geht man in die Ferne, erkennt man, dass sie eng beisammen sind, da sie dem gleichen Stamm entspringen und dieselben Blätter und Früchte tragen. – Kurzum: Je näher Ihr einander seid, desto größer wirken die Unterschiede. Erst aus der Distanz wird klar, wie sehr Ihr Euch ähnelt.

8.10 Exkurs Familie: Emotionales Erbe

Santina Boch, Sozialpädagogin B.A. und Systematische Therapeutin

Auch wenn wir nicht alles kognitiv wissen, wir übernehmen dennoch unbewusst Muster innerhalb unserer Familiendynamik und den sozialen Systemen, in welchen wir leben.

Nicht selten stehen körperliche Symptome oder Krankheiten in Verbindung mit solchen Dynamiken. Wir können diese schlichtweg als eine Dysfunktionalität begreifen, „die man halt bekommt", auch als genetisches Erbe oder als Folgeerscheinung bestimmter Lebens- und Verhaltensweisen. In der therapeutischen Arbeit zeigen sich Symptome jedoch häufig auch im Zusammenhang mit übernommenen Lastern unserer Vorfahren oder im

Zusammenhang mit bedeutsamen Ereignissen, die unsere Familiengeschichte beeinflusst haben. Dazu gehören verlorene und vergessene Familienmitglieder, Unfälle, Ereignisse, die viel Schmerz zur Folge hatten, usw. So kann es vorkommen, dass Krankheitsbilder wie z. B. eine Depression sich immer wiederkehrend von Generation zu Generation wiederholen. Wo haben sie ihren Ursprung? Etwa im Verlust eines Familienmitglieds, um das die Nachkommen unbewusst noch immer trauern? Obwohl der Neffe der nachfolgenden dritten Generation nichts von seinem im Krieg gebliebenen Großonkel weiß – er übernimmt die Trauer. Als einen Versuch, das Gleichgewicht wiederherzustellen, als Versuch, dem Verlust oder sogar dem „Totschweigen" des Onkels im Familiensystem einen Platz zu geben.

Die Aufstellungsarbeit ist eine Möglichkeit, mit welcher sich belastende Dynamiken und Symptome aus systemischer Sicht zeigen. Beispielsweise können Kinder und Jugendliche mit ihren Symptomen in einem Konflikt ihrer Eltern ausgleichend oder stabilisierend wirken, indem sie die Rolle des Störenfrieds, der Trösterin oder des Ersatzpartners einnehmen. Solche Verhaltensweisen werden, ohne diese Eltern-Kind-Dynamik zu betrachten, oftmals als störend oder auffällig betrachtet. Im Kontext der familiären Situation gelten sie aus der Sicht des Kindes jedoch als ein hilfreicher Lösungsversuch, das System zu schützen.

Der systemische Blick konzentriert sich auf die sozialen Zusammenhänge, aus welchen die Symptome resultieren, weniger auf das Problem selbst (Knorr, 2004).

Bei einer Familienaufstellung werden aus einer Gruppe von Personen StellvertreterInnen für die eigene Familie, z. B. die Herkunftsfamilie, gewählt, um diese räumlich in Beziehung zu stellen. Dabei werden räumliche Nähe und

Distanz sowie die Körperhaltung/Körpersprache gegenüber den/der StellvertreterInnen zum Ausdruck der jeweiligen Beziehung.

Der/die leitende AufstellerIn erfragt nur wenige Grunddaten oder Ereignisse, z. B. Todesfälle in der Familie, frühere PartnerInnen, verstoßene Familienmitglieder usw., um diese in die Aufstellung zu integrieren (Von Schlippe & Schweitzer, 2012).

Die StellvertreterInnen erleben während der Aufstellung eine Stimmigkeit oder ein Unwohlsein, und dies nutzen die FamilienstellerInnen, um sie an einen anderen Platz zu stellen und damit zunächst das räumliche Beziehungsverhältnis zu verändern.

Indem die Person, die ihr Familiensystem aufgestellt hat, das visuelle Bild der Aufstellung beobachtet, entsteht ein Bewusstsein über die Beziehungsverhältnisse in der Familie.

Es werden mit den AnliegengeberInnen Hypothesen über Zusammenhänge entwickelt und Lösungen gesucht (Von Schlippe & Schweitzer, 2012).

Dabei können alte Verletzungen bearbeitet und/oder die aus dem Gleichgewicht geratenen Ordnungen, auch Verstrickungen genannt, gelöst werden.

„Verstrickung heißt, dass jemand in der Familie unbewusst das Schicksal eines Früheren noch einmal aufnimmt und lebt" (Hellinger & Ten Hövel, 2007).

Durch den Prozess der Aufstellung können sich Haltungen gegenüber bestimmten Themen, Symptomen oder Personen verändern, was wiederum auf das gesamte System Auswirkung hat. Nicht nur im Kontext der Familie, sondern auch bei Fragestellungen zu bestimmten Verhaltensweisen von Personen oder Krankheitsbildern werden Aufstellungen in der systemischen Arbeit angewendet. Es werden dabei Stellvertreter für ausgewählte Attribute, Gefühlszustände oder das jeweilige Problem gewählt, die in Beziehung zu dem Stellvertreter des Anliegengebers gestellt werden.

Im Kontext der Kinder- und Jugendhilfe kann die Aufstellungsarbeit eine hilfreiche Methode sein, um die psychische Situation von aufgenommenen jungen Menschen besser verstehen zu können und schwierige Verhaltensweisen für das jeweilige Kind in seiner Situation als nützlich zu begreifen. Wo die Reflexion und Analyse von Verhalten Begrenzung findet, ermöglicht die Aufstellungsarbeit einen anderen Blick auf das Problem/die Auffälligkeit.

Ausgehend von der Annahme, dass Kinder und Jugendliche tief und loyal an ihre Ursprungsfamilie gebunden sind, obwohl sie von diesen getrennt leben, bietet die Aufstellungsarbeit Orientierung in der Entwicklung von Hypothesen im Hilfeprozess.

G. E. Weber-Boch beschreibt ihre Haltungsveränderung aufgrund ihrer Aufstellungserfahrungen als berührende Erlebnisse: „Meine Interventionen wurden weniger belehrend und eingreifend, sondern viel mehr berührend. Ich nahm nun vertiefter wahr, wie viel Leid und welch große Bürde die Kinder trugen:" (Weber-Boch 2011).

Darf ich wachsen? Darf ich sein? – Beispiel einer Aufstellung
Ben ist zehn Jahre alt. Seine Eltern möchten mit Hilfe einer Aufstellung Hypothesen dazu erarbeiten, warum er sich oft zurückzieht, kraftlos wirkt, über Kopfschmerzen klagt, nichts/ wenig essen möchte und insgesamt mehr Unterstützung in lebenspraktischen Dingen benötigt als andere Jungen in seinem Alter.
Zunächst wird ein Stellvertreter für den Jungen Ben und seine Eltern ausgewählt und in Beziehung zueinander räumlich aufgestellt. Beim Befragen der Stellvertreter äußern diese Empfindungen, welche die Anliegengeber (die Eltern) als stim-

mig empfinden. Der Stellvertreter für Ben empfindet Müdigkeit, Druck auf dem Kopf, möchte sich am liebsten setzen. Er fragt sich, ob er wirklich am Leben ist, ob er am Leben sein möchte: „Sein oder nicht sein?". Dies gibt dem leitenden Aufsteller den Impuls, die Attribute „dem Leben zugewandt" und „dem Leben abgewandt" mit in den Raum zu stellen.

Der Stellvertreter für Ben nimmt „dem Leben abgewandt" wahr und setzt sich davor, ordnet sich also zu („Dort gehöre ich hin."). Die Tatsache, dass er sich auf den Boden setzt und sich „dem Leben abgewandt" zuordnet, lässt den Aufsteller vermuten, dass Ben mit einem Verstorbenen verstrickt sein könnte (die Ausrichtung nach unten steht häufig für verstorbene Familienmitglieder). Es wird ein Stellvertreter ausgewählt, der neben den Stellvertreter von Ben platziert wird. Sehr schnell möchten beide nah beieinander sein. Der neu hinzu gekommene Stellvertreter hat das Bedürfnis, sich in Embryonalstellung neben Bens Stellvertreter zu legen. Der Dialog, der sich zwischen beiden ergibt, erinnert an ein Geschwisterpaar. Der neu hinzugekommene Stellvertreter spürt, dass er ein Geschwister ist. Ein Geschwister von Ben, das nicht zur Welt kommen durfte oder nicht kommen konnte. Der Stellvertreter von Ben empfindet intensive Gefühle wie Traurigkeit, Zweifel, ob er sich dazulegen möchte/soll. Er fragt sich, warum er kommen durfte und sein Geschwister nicht. Er empfindet eine große Ungerechtigkeit. Daraus lässt sich die Hypothese erarbeiten, dass Bens Zweifel, sich dem Leben zuzuwenden, vom Leben zu nehmen, sich zu nähren (essen und trinken), seine Kraft zu entwickeln und zu wachsen, mit seinem unbewussten Ungerechtigkeitsempfinden dem nicht geborenen Geschwister gegenüber zusammenhängen.

Aus der Aufstellungsarbeit weiß man, dass es häufig vorkommt, dass sogenannte „vergessene Familienmitglieder" die Aufmerksamkeit von einem anderen Familienmitglied er-

halten, sodass diesen ein Platz im Familiensystem gegeben wird. Dies geschieht unbewusst, oft ohne das Wissen um das verstorbene/verlorene Familienmitglied. In diesem Beispiel entsteht die Vermutung, dass die beobachtbaren Entwicklungsblockaden aus der geschwisterlichen Dynamik (Trauer, Schuld, Ungerechtigkeitsempfinden) herrühren. Das Lösungsbild, welches in dieser Aufstellung erarbeitet wird, besteht darin, dass die Eltern dem Geschwisterkind einen Platz geben – zunächst räumlich, in Form der Anordnung des Stellvertreters, innerhalb der Aufstellung. Heilende Sätze wie: „Du gehörst dazu, wir wussten nicht von dir" haben Auswirkung auf die Stellvertreter. Bens Stellvertreter kann sich nun aus der sitzenden Position erheben und stabil stehen. Nach und nach kann er den Stellvertreter für „dem Leben zugewandt", wahrnehmen und sich ihm annähern. Sein Körperempfinden verändert sich, der Druck lässt nach, er fühlt sich kräftiger.

Diese phänomenologischen Prozesse mögen zunächst – meist bevor man eine Aufstellung selbst erlebt hat, verwirrend oder unbegreiflich erscheinen. Sie sind rein wissenschaftlich nicht zu belegen. Der Fokus sollte darauf liegen, wie sich das Wohlbefinden, die Beziehungen und die eigene Haltung gegenüber dem bearbeiteten Thema nach einer Aufstellung verändern. Ein achtsamer Umgang der Aufstellerin oder des Aufstellers ist unerlässlich für einen hilfreichen Prozess während dieser Arbeit. Dabei gibt es große Unterschiede in der Zusammenarbeit zwischen AufstellerIn und KlientIn, und es gilt genau zu schauen, welche Art von Aufstellung und welche/n AufstellerIn man für seine Anliegen auswählen möchte.

Es gibt einige Studien zur Wirksamkeit von Aufstellungen und viele Erfolgsgeschichten, die davon berichten, wie Symptome und Probleme gelöst werden konnten.

Wenn sich Leichtigkeit, Kraft und Klärung einstellen, sind wir auf dem Weg zu uns selbst wieder ein Stück weitergekommen.

8.11 Verhalten

Der Begriff Verhalten umfasst im alltagssprachlichen Gebrauch oftmals all unsere Handlungen (Myers 2014b). Genau genommen bezeichnet es jedoch eine physiologische Reaktion, die auf einen spezifischen Reiz folgt (Wirtz, 2019). Das Verhalten wird durch verschiedenste Faktoren beeinflusst. Hierzu zählen soziale Normen, Erfahrungen, Persönlichkeitseigenschaften, Überzeugungen, aber auch die jeweilige Situation (Delouvée, 2013). Die Verhaltenstherapie arbeitet mit Veränderungen auf der Verhaltensebene: Sie sieht fehlangepasste Symptome als erlerntes Problemverhalten, welches es durch das Erlernen konstruktiverer Verhaltensweisen zu ersetzen gilt (Myers 2014a).

* Deine Identität stiftet Dich zu einem bestimmten Verhalten an, Dein Verhalten ist gleichsam identitätsstiftend. Beginne deshalb, Dich so zu verhalten, dass Du Dich damit identifizieren kannst. Legst Du bisher Verhaltensweisen an den Tag, zu denen Du nicht offenen Mutes „Das ist ein Teil von mir" sagen kannst, dann ändere Dein Verhalten so, dass Du Dich damit wohler fühlst.
* Unsere tiefe Gefühlswelt steuert nicht nur unsere Kognitionen, sondern auch unser Verhalten. Folglich gibt es immer Gründe, warum Du Dich so verhältst, wie Du es tust. Einige Gründe sind Dir bereits bewusst, andere nicht. Auch wenn wir uns diesen Gründen nicht bewusst sind, hat jedes Verhalten seine Berechtigung, seine Erklärung.

* „Vor der eigenen Haustür kehren": Übe Dich darin, Deine Mitmenschen so anzunehmen, wie sie sind. Vielleicht stört Dich etwas, das eine andere Person tut. Oder es fehlt Dir in einem Kontakt etwas. Dennoch solltest Du nicht versuchen, das Verhalten anderer ändern zu wollen. Habe stattdessen Dich und Deine Verhaltensweisen im Blick, nicht die der anderen. Natürlich musst Du nicht jede Verhaltensweise Deiner Mitmenschen dulden und ertragen. Nimm Dir die Freiheit, Dich zurückzuziehen und Abstand von ihnen zu gewinnen.

* Dein Verhalten spricht Bände über Dich: Jemand behandelt Dich ungerecht oder verletzt Dich absichtlich? Übernimm für das Verhalten der anderen Person keine Verantwortung. Dazu zählt auch, dass Du nicht niedergeschlagen bist, nur weil Dich jemand diffamiert oder schikaniert. Versuche stattdessen, Deine Reaktion vom Verhalten Deines Gegenübers zu lösen und übernimm nur Verantwortung für Deine eigene Reaktion. Schließlich trägt die Art und Weise, wie Du reagierst, Deinen Namen und nicht den des anderen.

Wie man in den Wald hineinruft

Wahrscheinlich hat jeder von uns diesen einen Freund, der sich gern die Rosinen herauspickt. Er kommt regelmäßig zu spät, lässt Verabredungen kurzfristig platzen oder ruft nur an, wenn er einen guten Rat benötigt. In diesem Fall kann es Dir helfen, sein Verhalten zu spiegeln. Entgegne ihm genau das, was Du von ihm erhältst. Vielleicht macht ihn das ja genauso wütend wie Dich? Allemal erleichterst Du Dir den Zugang zu einem ernsthaften Gespräch über sein Verhalten. Oftmals fällt es den Menschen leichter, Dich zu verstehen, wenn sie ihr Handeln am eigenen Leib erfahren.

Literatur

Bucay, J. (2016). *Der Innere Kompass. Wege der Spiritualität.* Fischer Taschenbuch.

Delouvée, S. (2013). *Warum verhalten wir uns manchmal merkwürdig und unlogisch?* Springer.

Dudenredaktion. (2020). *Duden – Die deutsche Rechtschreibung: Das umfassende Standardwerk auf der Grundlage der aktuellen amtlichen Regeln.* Bibliographisches Institut.

Fröhlich-Gildhoff, K. (2013). *Angewandte Entwicklungspsychologie der Kindheit – Begleiten, Unterstützen und Fördern in Familie, Kita und Grundschule.* Kohlhammer.

Hagendorf, H., Krummenacher, J., Müller, H.-J., & Schubert, T. (2011). *Wahrnehmung und Aufmerksamkeit. Allgemeine Psychologie für Bachelor.* Springer.

Hartmann-Kottek, L. (2012). *Gestalttherapie.* Springer.

Hellinger, B., & Ten Hövel, G. (2007). *Anerkennen was ist. Gespräche über Verstrickung und Lösung.* Wilhelm Goldmann.

Hüttner, A. (2016). *Das Ich kann!-Prinzip. Wie die Balance zwischen Tun und Lassen gelingt.* Springer.

Knorr, M. (2004). *Aufstellungsarbeit in sozialen und pädagogischen Berufsfeldern. Die andere Art des Helfens.* Carl-Auer-Systeme.

Maslow, A. H. (1970). *Motivation and personality.* Harper & Row. (zitiert nach: Myers, D.G. (2014). Persönlichkeit. In: Myers, D.G. (Hrsg.), Psychologie, Heidelberg: Springer, 551–593.).

Myers, D. G. (2014a). Klinische Psychologie: Therapie. In D. G. Myers (Hrsg.), *Psychologie* (S. 703–743). Springer.

Myers, D. G. (2014b). Neurowissenschaft und Verhalten. In D. G. Myers (Hrsg.), *Psychologie* (S. 49–88). Springer.

Myers, D. G. (2014c). Persönlichkeit. In D. G. Myers (Hrsg.), *Psychologie* (S. 551–593). Springer.

Neyer, F. J., & Asendorpf, J. B. (2018). *Psychologie der Persönlichkeit.* Springer.

Petzold, M. (2002). Definition der Familie aus psychologischer Sicht. In B. Rollett & H. Werneck (Hrsg.), *Klinische Entwicklungspsychologie der Familie* (S. 22–31). Hogrefe.

Peuckert, R. (2007). Zur aktuellen Lage der Familie. In J. Ecarius (Hrsg.), *Handbuch Familie* (S. 36–56). VS Verlag für Sozialwissenschaften.

Reich, G. (2015). Familientherapie der Essstörungen. In S. Herpertz, M. de Zwaan, & S. Zipfel (Hrsg.), *Handbuch Essstörungen und Adipositas* (S. 255–262). Springer.

Reuter, E. (2011). Identitätsstärkung – Fördert Authentizität das Gesundwerden nach Krebs? In R. Frank (Hrsg.), *Therapieziel Wohlbefinden, Ressourcen aktivieren in der Psychotherapie* (S. 199–212). Springer.

Ribi, A. (2011). Das Selbst. In A. Ribi (Hrsg.), *Neurose – an der Grenze zwischen krank und gesund, Eine Ideengeschichte zu den Grundfragen des Menschseins* (S. 347–354). Springer.

Sendera, A., & Sendera, M. (2010). *Borderline – Die andere Art zu fühlen. Beziehungen verstehen und leben*. Springer.

Tepperwein, K. (2006). *Die hohe Schule des Lebens*. Wilhelm Goldmann.

Von Schlippe, A., & Schweitzer, J. (2012). *Lehrbuch der systemischen Therapie und Beratung I. Das Grundlagenwissen*. Vandenhoeck&Ruprecht GmbH&Co. KG.

Weber-Boch, G. E. (2011). *Mit zwei Familien leben. Systemische Sozialpädagogik und Aufstellungsarbeit in der familiären Fremderziehung*. Schneider.

Wirtz, M. A. (2019). *Dorsch – Lexikon der Psychologie*. Hogrefe.

9

Verstand

„Wer werden will, was er sein sollte, der muss lassen, was er jetzt ist." (nach Meister Eckhart)

9.1 Einleitung

Obacht, unser Verstand hat die Kontrolle übernommen! Wir setzen uns Ziele, wir vergleichen, denken und urteilen. Das Großhirn bestimmt, was und wann wir essen, wie wir arbeiten, wen wir treffen und wo wir wohnen.

Wir suchen nach dem Sinn, doch finden ihn nicht mehr. Wir streben nach Erfolg, doch glauben längst nicht mehr. Wir wollen alles haben, doch der Wille wirkt leer. Nur einen einzigen Wunsch hegen wir leise in uns: Möge uns das Leben noch ein bisschen Zeit geben. Ein bisschen Zeit, damit wir warten können. Das genügt uns, mehr benötigen wir nicht. Denn das Einzige, das uns antreibt, ist die Uhr.

© Der/die Autor(en), exklusiv lizenziert durch Springer-Verlag GmbH, DE, ein Teil von Springer Nature 2022
A. Hüttner, C. Hübner, *Eine Anleitung zum Glücklichsein*,
https://doi.org/10.1007/978-3-662-64247-4_9

Doch ist es nicht längst an der Zeit, dem Kapitän namens Kopf das Steuerruder zu entreißen? Denn ein paar wenige Fragen genügen, um die Begrenztheit unseres Verstandes aufzuzeigen. Das Leben ist nicht logisch, wir werden es wohl niemals begreifen können. Aber: Wir können es fühlen, spüren, er-leben.

9.2 Verstand

Unser Verstand ist der rationale Anteil unseres Innenlebens, der sich an der Vernunft orientiert und von Logik sowie Zielorientierung geleitet wird. Er befähigt uns, Schlüsse zu ziehen, zu urteilen und zu denken (Dudenredaktion, 2020). Entsprechend ist er gleichsam der Ursprung unserer Gedanken (Wirtz, 2019). Diese erfüllen keinen Selbstzweck, sondern dienen beispielsweise der Handlungsplanung oder Entscheidungsfindung (Graumann, 1965). Die meisten von uns wissen, was sie denken. Aber hast Du Dir schon einmal Gedanken darüber gemacht, wie Du denkst? Es gibt Menschen, die ihre Gedankeninhalte eher bildhaft erleben und andere, die wiederum vor allem sprachlich denken.

- Ist das Glas halb voll oder halb leer? Ich wurde in einem Gespräch darauf aufmerksam gemacht, dass es ohne Belang sei, ob das Glas nun halb voll sei oder halb leer. Wichtig sei nur, dass es den Durst lösche.
- Heutzutage benutzen wir den Verstand, um unser Gefühl zu unterdrücken. Der Erwachsene kämpft mit dem Verstand gegen sein Gefühl. Dabei sollte uns der Verstand dazu dienen, dem Gefühl näherzukommen: Die Gedanken können uns zum Gefühl führen, die Ruhe im Kopf kann unser Herz öffnen.

* Du kannst wissen, dass Du reich bist, und Dich dennoch arm fühlen, Angst haben vor der Verarmung und deshalb jeden Cent umdrehen. Du kannst wissen, dass Du arm bist, und Dich dennoch reich fühlen. Verstand und Gefühl gehen oftmals getrennte Wege.

* Hüte Dich vor den Bewertungen Deines Verstandes. Wir unterteilen Situationen gerne in „gut" und „schlecht". Dabei reißen wir das jeweilige Ereignis aus dem Kontext heraus. Wir können nicht alles überblicken, darum ist jegliches Urteil unangebracht. Indem wir lernen, dass das vermeintlich „Gute" mit dem „Schlechten" zusammenhängt, können wir uns von unnützen Bewertungen freimachen.

* Wer Gefühle bewertet, ist nicht im Gefühl, sondern im Verstand. Sprichst Du vom kleinen und großen Glück? Denkst Du positiv über Freude und negativ über Ängste? Urteilst Du über Wut und Freiheit? Geh Deinem Verstand nicht auf den Leim, klebe lieber an Deinem Gefühl.

* Alles, was Du ohne Sinn und Verstand tust, unternimmst Du wohl aus Herzenslust. All das, wofür es keine Gründe gibt, ist ein Grund, es aus Leidenschaft zu tun.

* Wenn Du Konflikte aus Deiner Kindheit nachträglich verarbeiten möchtest, so lass Deinen Verstand vor der Türe Deines Kinderzimmers warten: Was Dich belastet, sind Gefühle. Der Verstand versteht, erklärt, beschwichtigt, beschützt, wägt ab und rechnet aus. Doch Dein inneres Kind leidet, dieses Leiden braucht einen Raum voller (Mit-)Gefühl.

* Unser Verstand ist begrenzt, deshalb können wir durch ihn die Wahrheit nicht erfahren. Allein bei der Frage nach unserer Herkunft überfordern wir die grauen Zellen: Der Verstand kann sich weder den wahren Ursprung der Welt vorstellen, noch, dass die Welt schon ewig existiert. Dass aus Nichts Etwas entsteht oder die Ewigkeit

existiert, sprengt die Vorstellungskraft unseres Verstandes. Wann immer wir die Wahrheit erfahren wollen, müssen wir außerhalb unseres Verstandes danach suchen.

(Ver)Standesgemäße Entscheidungen

Entscheidungen zu treffen ist schwer. – Diesem Satz stimmen die meisten Menschen, die ich kenne, zu. Doch ist das wahr? Entscheidungen, die wir verstandesgemäß treffen wollen, sind schwer, denn wir wägen Optionen ab, versuchen, Konsequenzen abzuschätzen, beziehen Urteile anderer mit ein und wollen das „Richtige" tun. Was nun, wenn es das gar nicht gibt? Wie triffst Du Deine Entscheidungen? Hast Du schon einmal versucht, Dich intuitiv zu entscheiden?

9.3 Exkurs Verstand

Heiner Kaut, Psychologischer Psychotherapeut

Herz und Verstand

Beim Verstand gibt es zwei Seiten: die eine ist der eiskalte Roboter-Verstand, die andere wird am besten umschrieben mit dem Wortpaar „Herz und Verstand". Vertiefen wir einmal Letzteres: Der Verstand steht im Dienste des Herzens. Der Verstand ist an dieser Stelle mehr im Sinne von emotionaler Intelligenz gemeint.

Am Beispiel der Berufswahl lässt sich das konkreter erläutern: Die Berufswahl ist sicher nicht damit erledigt, dass ein Abiturient deswegen Medizin studiert, weil sein Notendurchschnitt ihm sofort einen Studienplatz garantiert. Interessen, Neigungen, Talente, Berufsaussichten sind einige der Faktoren, die dabei reinspielen. Aber es ist kein einfacher linearer Zusammenhang, dass man lediglich für die 4 Faktoren Noten zwischen 1 und 6 verteilt und aufgrund dieser Summe dann zwischen verschiedenen Berufen entscheidet. Der junge Mensch ist gut beraten, das Pferd von der Seite her aufzuzäumen: dass er sich zuerst fragt, was seine Herzensanliegen sind.

Wohin zieht es mich? Zum Beispiel zu Kunst, Schönheit, Theater, Natur, Umgang mit Menschen (mit jungen, alten, behinderten, Not leidenden usw.) oder Tieren oder Pflanzen, Gerechtigkeit, Politik, Gesellschaft, Technik, Philosophie, Kreativität, Ernährung, Naturschutz, Klimaveränderung, fasziniert mich Technik (bei Autos, in der industriellen Herstellung, bei Robotern usw.)?

An allererster Stelle geht es um ein subjektives Gefühl der Verbundenheit mit einem Berufsfeld und auch ein Gefühl der Sinnhaftigkeit. An letzter Stelle sollten die Berufsaussichten und der finanzielle Aspekt stehen. Denn das Berufsleben ist ein Marathonlauf über Jahrzehnte; als motivierende Energie dafür, über den kompletten Zeitraum engagiert arbeiten zu können, taugen die genannten ersten beiden Faktoren wesentlich mehr als die beiden zuletzt genannten.

Machen wir einen kleinen Exkurs, nach dem wir wieder zur Berufswahl zurückkehren. Werfen wir einen Blick auf Nahtoderfahrungen, von denen inzwischen zahlreiche Fälle weltweit dokumentiert sind, in denen Menschen von einem unglaublichen Gefühl von innerem Frieden und Erfüllung berichten. Dies ist so fundamental verschieden von unserem Alltag, dass es sich anfühlt, als hätten sie eine andere Welt betreten. Eine Frau vertraute mir einmal ihre Nahtoderfahrung an und ihre persönliche Quintessenz daraus: „Mein ganzes Leben lief wie im Zeitraffer vor meinem inneren Auge ab. Immer ging es dabei in irgendeiner Form um Liebe (im allgemeinen Sinn, nicht als Zweierbeziehung gemeint). Das hat mich tief beeindruckt, weil so viele Dinge, die ich vorher für wichtig hielt, bei diesem Film zugunsten der Liebe verblassten. Seitdem ist mein Blick geschärft dafür, was wesentlich ist. So wie es der Kleine Prinz (ein zeitlos modernes Märchen von Antoine de Saint-Exupéry über die wesentlichen Dinge im Leben, das nicht umsonst in über 350 Sprachen und Dialekte übersetzt wurde) gesagt hat: ‚Man sieht nur mit dem Herzen gut. Das Wesentliche ist für die Augen unsichtbar!'

Für alle, die sich mit Berufswahl auseinandersetzen, wäre es hilfreich, sich einmal in dieses Thema zu vertiefen. Nahtoderlebnisse passieren völlig unabhängig davon, ob jemand religiös ist oder Atheist! Und von dieser Sicht aus kann man sich dann noch einmal dem Thema Berufswahl zuwenden mit einem neuen Blick dafür, was wesentlich ist.

Literatur dazu findet sich z. B. bei der Selbsthilfe- u. Studiengruppe München, die sich zu diesem Thema gegründet hat: https://www.nahtoderfahrung-muenchen.de/literatur/sachbücher/.

Zum Abschluss noch ein konkretes Beispiel für Herz und Verstand zum Einfühlen. Es ist im Buch der Könige im Alten Testament dokumentiert als sogenanntes salomonisches Urteil: Damals stritten zwei Frauen vor dem König Salomon um ein Kind. Beide hatten fast zeitgleich ein Kind geboren, aber eins davon starb wenige Tage später. Der Streit ging darum, dass jede Frau behauptete, das lebende Kind wäre ihres und das tote gehörte der anderen. Salomon entschied: „Schneidet das lebende Kind entzwei, und gebt eine Hälfte der einen und eine Hälfte der anderen!" Doch da bat eine der Mütter den König: „Bitte, Herr, gebt ihr das lebende Kind, und tötet es nicht!" Die andere hingegen rief: „Es soll weder mir noch dir gehören. Zerteilt es!" Da befahl der König: „Gebt jener das lebende Kind, und tötet es nicht; denn sie ist seine Mutter." (ausführlich siehe 1. Kön 3,16–28).

9.4   Kontrolle

Kontrollierende oder auch kontrollierte Menschen haben die Dinge im Griff – soweit das Bild, welches sich nach außen zeigt. Wie sieht es jedoch hinter den Kulissen aus? Hüttner (2016) unterscheidet zwischen dem Ich- und dem Nicht-Bereich und umreißt mit diesen beiden Begriffen all die Dinge, die in unserem Handlungsspielraum liegen (Ich-Bereich) und diejenigen, die sich unserem Einfluss entziehen (Nicht-Bereich). Wer über eine Situation die Kontrolle hat, kann diese aktiv gestalten. Fehlt einem hingegen die Möglichkeit, Einfluss zu nehmen, sollte man sich in Akzeptanz üben (Hüttner, 2016).

* Was wir sagen, denken oder fühlen, was wir anziehen, wohin wir gehen, was wir essen – auf diese Dinge in unserem Leben haben wir Einfluss. Wir können sie ein Stück weit kontrollieren. Anderes wiederum liegt nicht in unserer Hand: Denken wir nur an das Wetter, aber auch an die Vergangenheit oder die Zukunft.
* Auch all das, was andere Menschen zu Dir sagen, wie sie über Dich denken und wie sie sich Dir gegenüber verhalten, entzieht sich Deiner Kontrolle. Dennoch hast Du jederzeit Einfluss darauf, wie Du mit den Reaktionen anderer umgehst. Bestenfalls lehnst Du Dich zurück, denn all diese Dinge haben mehr mit Deinem Gegenüber als mit Dir selbst zu tun.
* Der Wunsch nach Kontrolle ist ein äußerst menschliches Bedürfnis. Es ist erleichternd, die Dinge vermeintlich fest im Griff zu haben. Wer im Übermaß kontrolliert, handelt jedoch nicht intuitiv und vertraut damit nicht auf das innere Gefühl. Wer seine Worte kontrolliert, sagt nicht, was er auf dem Herzen hat. Wer Kalorien zählt, hört nicht auf sein Sättigungsgefühl. Wer seine Freizeit

strikt plant, wird nicht immer das tun, wonach ihm gerade der Sinn steht.

* Kontrolle ist vor allem dann gefragt, wenn Unsicherheiten auf uns zukommen. Um dem Gefühl der Ohnmacht zu entkommen, versuchen wir mittels verschiedener Kontrollmechanismen unser Sicherheitsbedürfnis zu stillen. Das ist besonders häufig der Fall, wenn das tiefste innere Empfinden, unser Urvertrauen, erschüttert wurde und wir im Kern unseres Wesens unsicher sind.

* Was man kontrollieren kann, verläuft in geordneten Bahnen. Man wünscht sich ein geregeltes Leben und setzt alles daran, die eigenen Ziele zu verfolgen. Genau genommen ist das Leben jedoch das absolute Gegenteil davon: Es passiert uns, während wir eifrig dabei sind, andere Pläne zu schmieden. Deshalb sollten sich Kontrolle und Intuition die Waage halten. Sonst verpassen wir das Leben, während wir versuchen, nach Plan zu leben.

* Perfektionismus geht oftmals Hand in Hand mit einem Übermaß an Kontrolle. Nur so ist es möglich, an die Perfektion, die man anstrebt, heranzureichen. Gerät etwas außer Kontrolle, geraten perfektionistische Menschen außer Rand und Band. Doch genau diese Momente des Kontrollverlustes braucht es, um den Perfektionismus im Zaum zu halten.

* Hinter dem Wunsch nach lückenloser Kontrolle versteckt sich meist das Bedürfnis nach Sicherheit sowie das fehlende Vertrauen in die jeweilige Situation. Die Oberhand behalten zu wollen, bedeutet demnach auch, mit der Angst vor Ohnmacht und Hilflosigkeit konfrontiert zu sein.

* Niemand möchte die volle Kontrolle. Hast Du schon einmal Tetris gespielt? Auf der niedrigsten Stufe macht das

Spiel nur kurze Zeit Spaß. Es ist zu leicht, man kann die Bausteine schon bald voll kontrollieren. Da wir aber die Herausforderung suchen, erhöhen wir die Schwierigkeit des Spiels. Die uneingeschränkte Kontrolle reizt uns nur kurzzeitig, denn selbst im größten Kontroll-Freak steckt ein Abenteurer, denn neben Sicherheit ist Freiheit seit der Existenz des Menschen unser wichtigster Urinstinkt.

Murmelbahn

Meinst Du, Dein Leben sei vorbestimmt? Vergleichst Du den Lauf Deines Lebens mit einer Murmelbahn, steht für Dich bereits fest, wo die Murmel und damit auch Du landen wirst. Wann und wo Deine Fahrt endet, wirst Du nicht verändern, es entzieht sich Deiner Kontrolle. Was auf den ersten Blick düster wirkt, bringt zwei entscheidende Vorteile mit sich: Erstens brauchst Du weder Dir noch anderen etwas vorzuwerfen, denn es musste ohnehin so kommen. Zweitens kannst Du alles, was Du unternimmst, genießen – denn ob mit oder ohne Freude: Die Murmel rollt ja immerzu.

9.5   Sinnhaftigkeit

Ist eine Tätigkeit sinnhaft, ist sie für uns von Bedeutung und dient einem gewissen Zweck (Dudenredaktion, 2020). Sinnhaftigkeit kann einen Wert des Lebens bezeichnen und damit die Richtung der Lebensgestaltung anzeigen. Sie dient als Maßstab für Entscheidungen und legt gewisse Ziele als Zwischenstation auf unserem Lebensweg fest. Verschiedene psychotherapeutische Strömungen machen sich dies zunutze: Die Gestalttherapie sieht die Sinnhaftigkeit als Quelle zur Motivation für persönliches Wachstum an (Hartmann-Kottek, 2012), die Akzeptanz- and Commitment-Therapie (ACT) setzt ein sinnhaftes, werteorientiertes Leben zum Ziel (Eifert, 2011).

* Mach es Dir leicht und gib Deinen Aufgaben einen Sinn. Eine Tätigkeit fällt umso leichter, je mehr Sinnhaftigkeit wir ihr abgewinnen können.

* Nur Du allein kannst einer Sache einen Sinn geben und ihr damit für Dich eine Bedeutung verleihen. Was für Dich sinnhaft erscheint, orientiert sich an Deinen Werten. Welche Werte bestimmen Deine Lebensgestaltung? Gibt es Werte, von denen Du Dich verabschieden möchtest?

* Tätigkeiten müssen allerdings nicht immer einem übergeordneten Ziel folgen: Es kann auch sehr befreiend sein, die Sinnhaftigkeit der Dinge in den Dingen selbst zu finden. Sobald Du isst, um zu essen, gehst, um zu gehen und arbeitest, um zu arbeiten, bist Du dem Leben näher als jemals zuvor.

* Wenn Du Dich schwächen möchtest, so hinterfrage bei jeglichen Arbeiten die Sinnhaftigkeit. Während Du viel Energie für diese Zweifel aufwendest, hast Du nämlich wesentlich weniger Kraft, um Dich der Tätigkeit an sich zu widmen.

* Geht es Dir gut, kannst Du Deine Frist hier auf Erden genießen. Doch in schwierigen Zeiten fragst Du Dich vielleicht immer wieder nach dem Sinn des Lebens. Wozu bin ich auf der Welt? Was ist mein Auftrag? Welchen Weg soll mein Leben einschlagen? Parallel dazu treten sicherlich auch Fragen nach dem Sinn unserer allgemeinen Existenz auf. Doch den Plan des Universums kennen wir nicht. Suche nicht nach etwas, das Du nicht finden wirst.

* Vergleichen wir das Leben mit einer Autofahrt: Was ist gut, was ist schlecht? Wenn wir in München sind, können wir sagen, dass es sinnvoll ist, in den Norden zu fahren, wenn wir nach Berlin möchten. Dies bewerten wir als gut, weil die Fahrt uns dem Ziel näherbringt. Entsprechend schlecht ist es, noch weiter in den Süden zu

düsen. Im Leben ist es jedoch so, dass wir das (höhere) Ziel nicht kennen. Das heißt, wir sitzen zwar im Auto, wissen jedoch nicht, ob wir nach Berlin, Belgrad oder Buxtehude fahren sollen. Wie wollen wir dann bewerten, ob es gut oder schlecht ist, in den Norden oder Süden zu fahren? Bewertungen jeglicher Art sind aus dieser Sicht überflüssig, ganz einfach, weil das Ziel uns allen unbekannt ist. Genießen wir lieber den Roadtrip und spüren den Fahrtwind in den Haaren.

Sinn im Unsinn

Du hast das Gefühl, Dein Leben hat keinen Sinn? Dann versuche, etwas Neues zu erleben. Nicht nur etwas Neues, nein, mehr noch: Du willst Sinnhaftigkeit, Spannung, Aufregung, Überraschung, es soll außergewöhnlich und einzigartig sein? Ich will das auch. Gib Bescheid, wenn Du das findest und verrate mir, wo es sich aufhält.

Immerhin kann ich Dir sagen, wo es sich nicht aufhält: Auf unseren altbekannten und wohlvertrauten Wegen. In unserem vertrauten Territorium werden wir nicht viel Neues erfahren. Sämtliche Gewohnheiten erfüllen vielleicht unser Bedürfnis nach Sicherheit, aber nicht den Wunsch nach Remmi-demmi-boom-tschakka-jakka. Das kannst Du nur auf Wegen finden, die Du normalerweise niemals gehen würdest.

9.6 Motivation

Motivation ähnelt einer Energie oder einem Drang, einen wünschenswerten Zustand zu erreichen oder einen nicht wünschenswerten Zustand zu meiden (Bak, 2019). Damit wirkt sie aktivierend und reguliert die Dauer und Intensität unseres Verhaltens (Myers, 2014). Richtungsweisend für unsere Handlungen sind dabei bestimmte Motive und Anreize der jeweiligen Situation, in der wir uns befinden (Bak,

2019). Wir unterscheiden zwischen intrinsischer – innerer – und extrinsischer – von äußeren Umständen ge-
prägter – Motivation (Wirtz, 2019).

* Es gibt unterschiedliche Anreize, Dinge zu tun. Manch-
  mal erwartet uns eine Belohnung oder wir entgehen
  einer Bestrafung. Vielleicht wollen wir auch jemandem
  gefallen oder streben nach der Anerkennung bestimmter
  Personen. Gesünder ist es jedoch, (auch) einen inneren
  Antrieb zu verspüren, etwas zu tun. So gelingt es Dir,
  Dich von äußeren Bedingungen wie z. B. den Wünschen
  Deiner Freunde, den Ansprüchen Deiner Familie, den
  Interessen Deiner Partnerin oder den Anforderungen
  Deines Chefs unabhängig zu machen.
* Je größer diese innere Motivation ist, desto stärker wirst
  Du Dich einsetzen, um Dich selbst zu verwirklichen.
  Motivation, die von innen kommt, gibt Dir Kraft.
  Manch Kind möchte stundenlang auf dem Spielplatz
  toben, manch Luftikus weiß, was ihn beflügelt, und
  möchte stundenlang die Vögel zwitschern hören.
* Vergiss das Geld, vergiss den Erfolg, vergiss die An-
  erkennung: Heute ist der Tag Deiner Lebensfreude! Lausche dem Ohr Deiner inneren Motivation und höre
  genau hin was Dich befreit. Was bereitet Dir Freude, obwohl es anstrengend ist? Was kannst Du genießen, wenngleich man Dich nicht dafür bezahlt? Was möchtest Du
  stundenlang tun, obwohl es keinen äußeren Anreiz
  dafür gibt?
* Deine Energiereserven, die Du benötigst, um Deine
  Motivation aufrechtzuerhalten, kannst Du Dir wie einen
  Akku vorstellen. Genau wie dieser brauchst auch Du
  immer wieder ausreichend Pausen, um Dich zu erholen,
  sonst gelangst Du schnell in ein Energieminus.

* Übung „Keine Motivation": Kannst Du Dich zu etwas überhaupt nicht motivieren und schiebst diese Aufgabe immerzu auf, fehlt Dir vielleicht Dein persönlicher Nutzen dieser Aufgabe. Überlege, wobei Dir diese Aufgabe behilflich sein könnte. Doch wenn Du selbst dann keinen Bock verspürst, habe ich noch eine weitere Idee für Dich parat. Räume Dir Zeiten ein, in welchen Du der Aufgabe nicht nachgehen darfst. Diese Phasen sorgen dafür, dass Du Dich besser erholen kannst, weil Du Dir das Ausführen der Arbeit in diesem Zeitraum selbst verboten hast. Das schlechte Gewissen, dass Du wieder nicht in die Pötte kommst, verstummt zumindest in diesen Stunden.

Obacht vor finanziellem Anreiz

Die beste Möglichkeit, um der inneren Motivation ein Bein zu stellen, ist es, sie mit äußerer Motivation zu ködern. Ein absurd klingendes, aber wirksames Beispiel: Zwei Jugendliche ärgern ihren Nachbarn, einen älteren Herren, indem sie ihm Bananenschalen in den Garten werfen. Nach einigen Wochen hat der Nachbar die seltsame Idee, sie für diesen Frevel zu bezahlen. Er geht deshalb zu ihnen hin und sagt: „Wie ich sehe, habt ihr mir Bananenschalen in den Garten geworfen. Toll, das macht den Boden noch fruchtbarer. Ich möchte mich erkenntlich zeigen und schenke jedem von Euch gerne fünf Euro dafür." Die Jugendlichen freuen sich und denken sich nebenbei, dass der Alte jetzt wohl völlig verrückt geworden ist. Beim nächsten Mal gibt er ihnen nur noch zwei Euro und am dritten Tage lediglich 50 Cent. Doch die Jungspunge weigern sich, das Geld anzunehmen: „Ne, für so wenig Geld machen wir das nicht mehr" und benutzen den Garten nun nicht länger als Komposthaufen.

9.7 Scheitern

Unter dem Begriff Scheitern versteht man das Nichterreichen eines vorher angestrebten Ziels (Dudenredaktion, 2020). Diese Form des Misslingens ist für die Betroffenen häufig schambesetzt und unangenehm. Jedoch verbirgt sich in jedem Scheitern auch eine enorme Chance, denn nur so lernt man, mit Krisen umzugehen und gestärkt daraus hervorzugehen (Burghardt, 2014).

* Es ist noch kein Meister vom Himmel gefallen: Erlaube Dir selbst zu scheitern, doch ziehe Lehren daraus und nutze sie als Möglichkeit der Weiterentwicklung.
* Zu scheitern bedeutet, dass Deine Fähigkeiten den Umständen nicht gewachsen waren. Sorge dafür, dass Dein Können dank des Scheiterns zunimmt und Dich dieselben Umstände nicht nochmals versagen lassen.
* Frage Dich, aus welchen Gründen Dein Ziel nicht erreicht wurde. Betrachte das, was Dir widerfahren ist, differenziert: Was hat gut geklappt? Das machst Du beim nächsten Versuch noch einmal so. Was ist Dir missglückt? Überlege, was Du verändern kannst, um dies zu umgehen.
* Kann man wirklich scheitern? Schlussendlich ist das Scheitern Bewertungssache. Wir planen, dass Situation A das Ergebnis B haben wird und sind enttäuscht, wenn stattdessen C eintritt. Aber Hand aufs Herz: Wir können nicht wissen, ob wir glücklicher geworden wären, wenn das Leben einen anderen Weg gegangen wäre.
* Kommt Zeit, kommt Rat: Viele Menschen haben große Angst davor zu scheitern. Deshalb wagen sie erst gar nichts. Wer nichts tut, kann auch nichts verkehrt machen, das stimmt. Trotzdem kann man im Nachhinein bereuen, nichts getan, nichts gesagt zu haben. Schließlich ist es wichtig, Erfahrungen zu sammeln, um neue

(Er-)Kenntnisse zu erlangen. Nur so bekommt man das nötige Know-how, mit dem man kommenden Situationen besser gewachsen ist.

Durch Scheitern gescheiter

Deine Beziehung ist nun nach vielen Jahren zu Ende gegangen? Du hast den Job, den Du unbedingt wolltest, nicht bekommen? Dein lang ersehnter Kinderwunsch bleibt vorerst unerfüllt? Du hast eine Klausur nicht bestanden oder gar Dein Studium abgebrochen? Dann trauere darum, denn dieser Prozess ist wichtig, um Dich verabschieden zu können. Nutze Deine neue Situation jedoch auch als Chance. Setze Dich damit auseinander, welche Ausbildung gut zu Dir passt. Erkenne, wo Deine beruflichen Stärken liegen. Ermögliche Dir ein neues Lebensmodell und schätze, was Du hast.

9.8   Besitz

Aus juristischer Sicht sind Besitz und Eigentum nicht dasselbe: So kann ich mich zwar in den Besitz von Diebesgut bringen, bin jedoch niemals dessen Eigentümer. Im allgemeinen Sprachgebrauch wird Besitz indes mit Eigentum gleichgesetzt: Wir haben etwas, das uns gehört (Dudenredaktion, 2020). Fromm (2013) unterscheidet dabei seins- und besitzorientiertes Haben: Das seinsorientierte Haben koppelt den Besitz an seine Funktionalität und Notwendigkeit – darunter fällt all das, was überlebenswichtig ist (Fromm, 2013). Das besitzorientierte Haben hingegen bedient sich an Konsum- und Luxusgütern, die es nicht zwingend zum Überleben braucht. Der große Stellenwert von Besitz lässt sich sowohl gesellschaftlich als auch individuell begründen: Während in einer konsumorientierten Welt Besitz als Machtinstrument gilt und damit Überlegenheit suggeriert (Fromm, 2013), kann das Anschaffen von Besitzgütern auf persönlicher Ebene beispielsweise eine Kompensationsstrategie emotionaler Entbehrungen sein (Bucher, 2012).

* Hab und Gut: Ist jedes Haben gut? Sind wir beispielsweise stetig darum bemüht, unseren Besitz zu vermehren, rufen wir schnell Geiz, Habgier und Neid auf den Plan. Besitzen wir jedoch nur das, was wir wirklich brauchen, werden uns diese Begriffe fremd sein.
* Oftmals besteht der Trugschluss, dass man sich sicher wähnen kann, wenn man viel besitzt. Aber: Je mehr man sein Eigen nennt, desto mehr kann man verlieren. So wächst mit dem Besitz oftmals auch die Angst, diesen wieder entbehren zu müssen.
* Wer weniger besitzt, hat meist mehr Zeit, denn Besitz kann aufwendig sein. Weshalb? Ein großes Haus muss geputzt, ein Auto instand gehalten und viel Geld sinnvoll angelegt werden. Richtet sich der Großteil unserer Aufmerksamkeit auf unseren Besitz, nimmt er uns gedankliche Kapazitäten für mögliche andere Dinge.
* Besitz kann dazu führen, dass wir bequem werden. Die meisten Bedürfnisse unseres Lebens werden sowohl durch passiven Konsum als auch durch aktive Anstrengung auf die gleiche Art und Weise gestillt. Der einzige Unterschied: die damit verbundene Produktivität. Haben wir Appetit auf Kuchen, können wir ihn beispielsweise kaufen oder selbst backen. Was bereitet wohl den größeren Genuss beim Verzehr?
* Teile ich das, was ich besitze, ist es wichtig, die eigenen Grenzen nicht zu missachten und nur so viel zu geben, wie ich dies leichten Herzens tun kann. So kann der eigene Besitz mir selbst und anderen eine Freude sein.
* „Wer Menschen besitzen will, ist selbst besessen": Wenn Du über das Leben anderer verfügen willst, möchtest Du

damit einen Mangel in Dir beheben. Das klingt nicht sehr gesund. Hüte Dich also davor, einen anderen Menschen besitzen zu wollen. Er gehört nur sich selbst, wie auch Du nur Dir selbst gehörst.

Wo wohnst Du lieber: in einem Schloss oder einem Zelt?

Auf den ersten Blick mag diese Frage leicht zu beantworten sein. Ein Schloss ist groß und stabil und die dicken Mauern bieten massig Schutz. Außerdem hat man von dort aus einen guten Ausblick. Man wähnt sich sicher. Doch darf man dabei nicht vergessen, dass es nur so vor Geistern und Schlossgespenstern spukt. Obendrein ist das große Schloss für andere leicht sichtbar und damit ein gutes Angriffsziel. Ein Zelt hingegen kann kaum gesehen werden. Es ist klein und leicht und kann so schnell den (Stell-)Platz verändern. Außerdem würden wahrscheinlich die Wenigsten daran denken, in ein Zelt einzubrechen. Oder?

9.9 Erfolg

Betrachtet man Personen, die wir als erfolgreich bezeichnen, bringen diese Eigenschaften wie Mut, Entschlossenheit, Zielstrebigkeit, Authentizität und Selbstvertrauen mit (Heimsoeth, 2018). Getreu dem Sprichwort „Wir ernten, was wir säen" können wir also durch unsere innere Haltung sowie durch mentale und emotionale Stärke Einfluss nehmen und uns so die Perspektive auf ein erfolgversprechendes Leben eröffnen. Doch hält dieser Erfolg auch, was er verspricht? Oftmals ist er an den Wunsch nach Anerkennung (von außen) geknüpft und erleichtert uns deshalb das Leben nur kurzfristig, denn die Selbstzweifel, die sich hinter diesem Wunsch verbergen, begleiten uns weiterhin (Stahl, 2015).

* Wie der Name schon verrät, soll Erfolg das sein, was auf unser Tun erfolgt. Entsprechend wichtig ist es, aktiv zu werden, denn nur so schaffen wir uns einen Ausblick auf Erfolg. Wer zu Hause auf dem Sofa sitzt und wartet, dass der Erfolg an der Tür klopft, wird vermutlich leer ausgehen.

* Erfolg ist subjektiv. Mag die Note 3 in einer Klausur für Dich einen Erfolg darstellen, ist es für Deine Kommilitonin ein kleiner Weltuntergang. Lass Dir nicht von anderen sagen, was Erfolg ist und was nicht. Was macht für Dich Erfolg aus? Wie fühlt er sich an?

* „Not all who wander are lost." Um überhaupt Erfolg haben zu können, benötigt es ein Ziel vor Augen. Manchmal steht uns jedoch genau dieses Ziel im Weg. Wenn wir den direkten Erfolg anvisieren, beginnen wir, unser Tun an Erfolgskriterien zu messen und vergessen so, dass der Sinn unseres Tuns zumeist in unserem Tun selbst liegt.

* Erfolg ist vielleicht haus-, aber noch lange nicht selbstgemacht. Damit ist klar, dass „unser" Erfolg auch der Erfolg unserer Umwelt ist. Liegt Dein persönlicher Erfolg an der Erziehung Deiner Eltern, an der Unterstützung Deines Freundeskreises oder an Deinem unbändigen Willen? Wer ist schon in der Lage, das eine vom anderen sauber zu trennen und die tatsächlichen Ursachen Deines Erfolgs zu bestimmen? Ernte die Lorbeeren nicht allein und bedanke Dich bei allen, die tatkräftig mitgewirkt haben.

* Der Sieger bleibt allein: Erfolgreiche Menschen fühlen sich oft einsam. Während die Arbeitskollegen mit 30 anderen in der Kantine sitzen, knabbert der Konzernleiter allein sein Knäckebrot. Während 30000 im Stadion zusammen feiern, verschwinden 11 in der Kabine. Ob Chef, Fußballstar oder Sternchen: An der Spitze ist es

einsam, denn da ist nur wenig Platz. Und wenn sich doch Kontakte ergeben, so werden diese häufig abgelehnt: „Vielleicht hat es dieser Mensch doch nur auf meinen Erfolg abgesehen?"

Auf V-Erfolg-ungsjagd

Messen wir unseren Erfolg am Erreichen gewisser Ziele, kann das sehr trickreich sein. Warum? Haben wir eines erreicht, klingt das Erfolgshoch, das wir beim Überqueren der Ziellinie verspüren, sehr schnell wieder ab. So suchen wir nach einem Erfolgserlebnis schleunigst das nächste. Plötzlich definieren wir uns über die gewonnenen Medaillen. Wie wäre es aber, einfach mal gar nichts erreichen zu wollen? Einfach zu sein, scheint gar nicht so einfach zu sein.

9.10 Zeit

Die Zeit wird durch die Aufeinanderfolge einzelner Augenblicke bestimmt (Dudenredaktion, 2020). Allgemein üblich ist die Unterscheidung folgender drei Zeitformen: Vergangenheit, Gegenwart und Zukunft. Die Vergangenheit bildet die Zeitspanne ab, aus der all unsere Erinnerungen stammen (Tolle, 2008) und wird umgangssprachlich auch als Sammelbegriff für die bisherige Biografie einer Person verwendet (Wirtz, 2019). Hingegen kennzeichnet die Zukunft eine vorwärtsgerichtete zeitliche Perspektive und beinhaltet alle Ereignisse, die möglicherweise noch eintreten können (Dudenredaktion, 2020). Beide Zeitformen haben eines gemeinsam: Sie haben keine eigene Realität, sondern sind nur ein Konstrukt unserer Gedanken (Tolle, 2008). Allein die Gegenwart, das Hier und Jetzt, ist das Momentum der Zeit, in dem wir aktiv handeln können (Hüttner, 2016).

* Die Vergangenheit ist vorbei. Du kannst sie nicht ändern. Doch wie Du über vergangene Geschehnisse denkst und empfindest, lässt sich jederzeit beeinflussen. Außerdem bestimmst Du auch, wie oft Du Dich damit auseinandersetzen möchtest.

* Wenn Du Deine Vergangenheit segnen kannst, fühlst Du Dich – jetzt! – stärker. Finde Frieden mit dem, was war. Erkenne, wie weit Dich Deine bisherigen Erfahrungen gebracht haben. Sprich Deiner Vergangenheit ein lautes Danke aus. Denn all das hat Dich zu der Person gemacht, die Du heute bist.

* Im eigenen Museum: Lebst Du in der Vergangenheit, umgibst Du Dich mit Altbekanntem und Vertrautem. Das gibt Dir eine Identität und bietet sicher Schutz vor dem, was passieren könnte. Kreisen Deine Gedanken jedoch immerzu um das, was war, nimmst Du Dir die Möglichkeit, die Gegenwart mit all ihrer Schönheit leben und lieben zu lernen.

* Du lebst Dein Leben zwar vorwärts, aber verstehen kannst Du es nur rückwärts. Erkenne, was Dir gut tat und was nicht, und gestalte mit diesem Wissen Deine Gegenwart.

* Mach Dir Deine Zukunft zunutze. Du kannst Dich stärken, indem Du Dich auf die Zukunft freust. Oder schwächen, indem Du Angst vor ihr hast.

* Perspektivwechsel: Worauf möchtest Du am Ende Deines Lebens zurückblicken? Was willst Du erreicht haben? Was wird Dir wirklich wichtig erscheinen, wenn Du schon halb im Sterbebett liegst?

* Leite alles in die Wege, damit die Zukunft in Deinem Sinne geschehen kann. Ob das dann tatsächlich geschieht, kannst Du nicht beeinflussen.

* Ein jüdisches Sprichwort besagt „Wie mit 7, so mit 70." Vergangenes kann Zukünftiges mit einer gewissen Wahrscheinlichkeit vorhersagen. Gleichzeitig besteht das Leben jedoch nicht nur aus zuverlässigen Prognosen, sondern bringt auch einen kleinen Funken Ungewissheit mit sich. Wie sicher kannst Du Deine Zukunft vorhersagen, wenn Du einen Blick zurückwirfst?

* Übung „Lebenslinie": Du möchtest Dich mit Deiner Biografie beschäftigen? Dann zeichne auf ein Plakat einen Zeitstrahl und fülle nun die Zeit zwischen Deiner Geburt und dem heutigen Tag mit für Dich wichtigen Ereignissen. Was hat Dich geprägt? Bilde verschiedene Kategorien (z. B. Familie, Schullaufbahn, beruflicher Werdegang, Partnerschaften) und stell sie in unterschiedlichen Farben dar. Nun kannst Du bestimmten Personen oder Ereignissen entsprechende Erinnerungsstücke wie Fotos oder Postkarten zuordnen. Was fühlst Du, wenn Du Deine Lebenslinie betrachtest?

Wenn gestern noch immer heute ist

Auf die Frage, mit welchem Zeitraum sich Menschen gedanklich befassen, gibt es verschiedene Antworten. Die wenigsten fokussieren sich auf das Hier und Jetzt. Meist lässt sich deshalb zwischen den Visionären, welche ihr Leben an der Gestaltung ihrer Zukunftsperspektiven orientieren, und den Sehnsüchtigen, die nur zu gern Vergangenem nachhängen, differenzieren. Doch was macht ein Leben in der Vergangenheit so charmant? Der Wunsch nach Vertrautem und Bekanntem. Was bereits geschehen ist, ist unwiderruflich klar. Man kann sich darauf verlassen, dass sich die Vergangenheit nicht verändern wird. In einer Welt, in der die einzige Konstante die Veränderung ist, scheint dies ein geeigneter Fluchtmechanismus. Kennst auch Du dieses Gefühl?

9.11 Warten

Der Begriff Warten umfasst all die Momente, in denen wir Zeit verstreichen lassen. Dabei blicken wir einem bestimmten Ereignis entgegen, welches uns bis dahin untätig sein lässt. Während wir warten, verharren wir passiv in der jeweiligen Situation und erleben diese deshalb häufig als unangenehm. Warten kann zudem auch bedeuten, dass wir etwas (aktiv) aufschieben oder zögerlich sind, etwas auszuführen. Zumeist verlangsamt sich unser Zeitempfinden während des Wartens (Dudenredaktion, 2020).

* Auch wenn sich die Begriffe Warten und Geduld auf den ersten Blick nicht so recht unterscheiden mögen, ist es wichtig, zwischen beiden zu differenzieren. Geduld zeigt sich als aktiver Prozess. Nehmen wir jedoch eine wartende Position ein, kommt dies eher einer passiven Haltung gleich.
* Oftmals warten wir auf etwas, das außerhalb unseres Einflussbereichs liegt. Deshalb verändert sich im Zustand des Wartens nichts in uns. Nur die äußeren Begleiterscheinungen können sich wandeln.
* Mit Sicherheit kann es hilfreich sein zu warten, wenn wir uns mit etwas unsicher sind. Vielleicht ist es auch angenehm, Entscheidungen von anderen treffen zu lassen. Das ist aber eher die Ausnahme.
* Immer wieder stellt sich deshalb die Frage, wozu wir warten. Wir sollten nicht darauf warten, dass andere für unser Glück sorgen. Es ist wesentlich förderlicher für unsere psychische Gesundheit, eigenverantwortlich zu handeln, anstatt auf eine Veränderung im Außen hinzufiebern, die so möglicherweise gar nicht eintritt.
* Befreie Dich aus Deiner persönlichen Warteschleife. Versuche, Gedanken umzusetzen, Ideen auszuprobieren, Lösungen ausfindig zu machen oder Neues zu erfinden.

⁕ Warten muss jedoch nicht per se überflüssig sein, denn während Du wartest, schenkst Du Dir auch Zeit mit Dir selbst. Diese könntest Du nutzen, um tief durchzuatmen, ein paar Gedanken zu sortieren oder Pläne zu schmieden. Du könntest auch in Dich hineinspüren oder wahrnehmen, wo Du Dich befindest und was um Dich herum passiert. Versuche, diese kleinen Auszeiten des Lebens für Dich zu nutzen und zu lernen, sie zu genießen.

Wartesaal der Träume

Die meisten von uns haben sie: die heimlichen, bisher noch unerfüllten Träume. Stell Dir vor, all diese versammeln sich in einem Wartesaal. Einige davon werden schon seit einiger Zeit von Dir auf die lange Bank geschoben, andere spazierten erst vor Kurzem hinein. Wie oft üblich, ziehen nun all Deine Wünsche und Träume eine Nummer, die Du – anders als bei unfreiwilligen Behördengängen – frei bestimmen kannst. Welcher davon ist die größte Herzensangelegenheit? Welcher wartet schon viel zu lange? Nutze diese Fragen, um Dich Deinen Träumen näherzubringen. Denn nur wer dem Wunder die Hand reicht, macht aus seinem Wartesaal ein Bankett erfüllter Wünsche.

Literatur

Bak, P. M. (2019). *Lernen, motivation und emotion*. Springer.

Bucher, A. (2012). Geiz/Habgier. In In: Ders., Geiz, Trägheit, Neid & Co. (Hrsg.), *Therapie und Seelsorge* (S. 21–37). Springer.

Burghardt, B. (2014). *Gelassenheit gewinnen. 30 Bilder für ein starkes Selbst*. Springer.

Dudenredaktion. (2020). *Duden – Die deutsche Rechtschreibung: Das umfassende Standardwerk auf der Grundlage der aktuellen amtlichen Regeln*. Bibliographisches Institut.

Eifert, G. H. (2011). *Akzeptanz- und Commitment-Therapie (ACT)*. Hogrefe.

Fromm, E. (2013). *Vom Haben zum Sein. Wege und Irrwege der Selbsterfahrung.* Ullstein Taschenbuch.

Graumann, C. F. (1965). *Denken.* Kiepenheuer & Witsch.

Hartmann-Kottek, L. (2012). *Gestalttherapie.* Springer.

Heimsoeth, A. (2018). Neid. In *Dies., Frauenpower.* Springer.

Hüttner, A. (2016). *Das Ich kann!-Prinzip. Wie die Balance zwischen Tun und Lassen gelingt.* Springer.

Myers, D. G. (2014). Motivation und Arbeit. In D. G. Myers (Hrsg.), *Psychologie* (S. 437–494). Springer.

Stahl, S. (2015). *Das Kind in dir muss Heimat finden. Der Schlüssel zur Lösung (fast) aller Probleme.* Kailash.

Tolle, E. (2008). *Jetzt! Die Kraft der Gegenwart. Ein Leitfaden zum spirituellen Erwachen.* J. Kamphausen.

Wirtz, M. A. (2019). *Dorsch – Lexikon der Psychologie.* Hogrefe.

Stichwortverzeichnis

Printed in the United States
by Baker & Taylor Publisher Services